YOGA
ab 40

ANNA TRÖKES

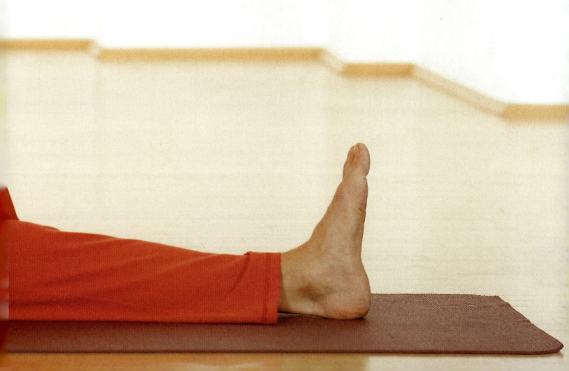

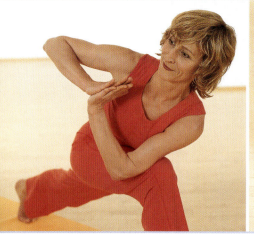
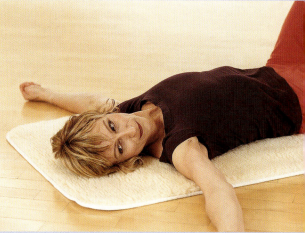

Ein Wort zuvor 5

› EINFÜHRUNG

Ganzheitliches Anti-Aging 7

Mit Yoga kann jedes Jahr besser werden 8
Bleiben Sie in Bewegung 9
Der Jungbrunnen im Kopf 12
Lernen Sie sich wieder kennen 15
Wie sich unser Körper im Alter verändert 17

Die Grundlagen des Übens 21
Gestalten Sie Ihren Yogaplatz 21
Zeit zum Üben 23
Eine sanfte und doch intensive Yogapraxis 25
Gönnen Sie sich Yogaunterricht 27

Grundbegriffe des Übens 29
Basis Beckenboden 31
Bewusste Übergänge schaffen 33
Interview: Ein Weg in die Tiefe und in die Weite 35

› PRAXIS

Mit Yoga bleiben Sie in Form 39

So bleiben Sie beweglich 40
Mobilisieren Sie Ihre Gelenke 40
Heizen Sie sich ein mit Kundalini-Yoga 48
Interview: Tun und Lassen ins Gleichgewicht bringen 56

Yogahaltungen, die dem Altern entgegenwirken 58
Umkehrhaltungen 58
Drehhaltungen 72
Kraft erhalten 78
Psychische Stärke entwickeln 78
Entspannungshaltungen 83

INHALT

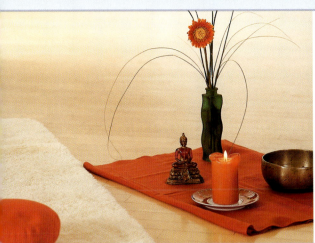
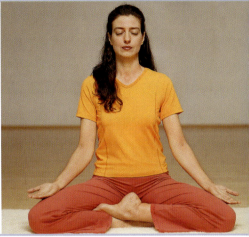

Augenübungen	88
Reinigungsübungen	92
Ein langer, tiefer Atem schenkt langes Leben	**96**
Mit dem Atem sein	97
Atemübungen	98
Energie sammeln – sich mit den Quellen verbinden	**109**
Energieübungen	110
Interview: Den Körper mitnehmen auf die Reise zum Ich	116

Übungsprogramme	**118**
Erholung & Entspannung	118
Kundalini-Power-Programm	119
Die Verdauung anregen	119
Für starke Knochen	120
Beweglich bleiben	121

› SERVICE

Zum Nachschlagen	**122**
Sachregister	122
Die Übungen	123
Bücher, die weiterhelfen	125
Adressen, die weiterhelfen	125
Impressum	126
Das Wichtigste auf einen Blick	**128**

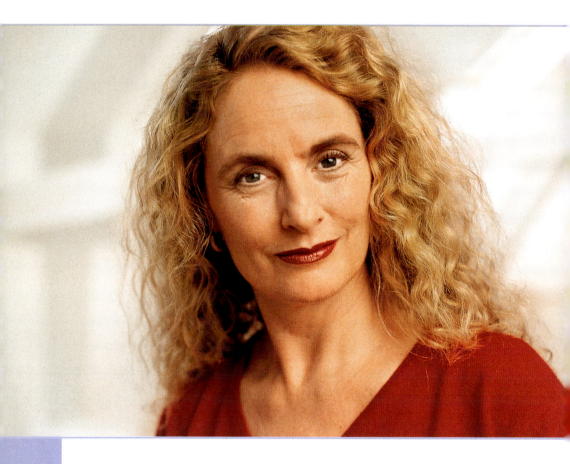

DIE AUTORIN

Anna Trökes, Jahrgang 1952, ist eine der profiliertesten Yogalehrerinnen. Sie unterrichtet seit 1974, hat eine eigene Yogaschule in Berlin und lehrt seit 1983 innerhalb der Yogalehrerausbildung des Berufsverbandes der Yogalehrenden in Deutschland (BDY) und anderer europäischer Verbände. Sie leitet in Berlin eine Yogalehrerausbildung. Als Rückenschulleiterin und Heilpraktikerin ausgebildet, integriert Anna Trökes dieses Wissen in die Gestaltung ihres Yogaunterrichts. Sie hat inzwischen mehrere erfolgreiche Bücher veröffentlicht, unter anderem im Gräfe und Unzer Verlag »Das große Yogabuch«, »Yoga für Rücken, Schulter und Nacken«, »Power durch Yoga« und »Die Yoga-Box«.

Anna Trökes konnte in über 30 Jahren Yogapraxis am eigenen Leib erfahren, wie sich das Üben und die Einstellung dazu im Laufe des Lebens verändert – und teilt diese Erfahrung auch mit vielen ihrer langjährigen Kursteilnehmer/innen, sodass sich ihr Unterricht und die Themen, die sie behandelt, stark verändert haben.

Ein Wort zuvor

Wenn Sie jemanden, der schon länger Yoga übt, nach seinem Alter fragen, werden Sie vermutlich verblüfft sein. Frauen, die wie Anfang 40 aussehen, werden sich vielleicht als mehrfache Großmütter herausstellen, und Spannkraft, Lebensenergie und Ruhe werden die Ausstrahlung eines solchen Yogafans bestimmen.

Tatsächlich hat sich der Yoga schon seit mehr als zwei Jahrtausenden dafür interessiert, den menschlichen Geist frisch und klar zu erhalten.

Der Hatha-Yoga, der erst viel später aufkam, entwickelte ergänzend dazu im Laufe der Jahrhunderte viele Techniken, die helfen, die Gesundheit, Kraft und Beweglichkeit des Körpers zu erhalten und die Atemkraft zu stärken. Da der Hatha-Yoga ursprünglich eng mit der altindischen Heilkunst Ayurveda verbunden war, kennt er vielfältige Übungsweisen, um den Körper zu entschlacken, zu entsäuern, um seine Organsysteme zu stärken und die Gelenke lange funktionsfähig zu erhalten.

Eine gute, unserem Alter und unserer Befindlichkeit angepasste Yogapraxis hält uns jung – jenseits falscher Jugendlichkeit: Sie lehrt uns, Verantwortung für unseren Körper zu übernehmen, so wie er sich jetzt zeigt, mit all seinen Stärken, seinen ruhenden Potenzialen und den Bereichen, in denen wir uns nicht ausreichend oder nicht angemessen um ihn gekümmert haben.

Der geistige Yogaweg hilft uns, eine positive, konstruktive Weltsicht zu entwickeln, um dem Alltag und seinen Anforderungen mit mehr Ruhe und Gelassenheit zu begegnen, besser entspannen zu lernen und einen ruhigen, tiefen Schlaf zu finden.

Alles das geschieht mit oft ganz kleinen Übungen, die jedoch hoch wirksam und vor allem seit Jahrhunderten erprobt und bewährt sind. Lassen Sie sich überraschen, wie der Yoga auch bei Ihnen wirken kann, wie er Ihr Leben bereichern wird, sodass Sie Ihre regelmäßige Yogapraxis bald nicht mehr werden missen wollen!

Viel Freude mit den wundervollen Techniken des Yoga wünscht Ihnen

Anna Trökes

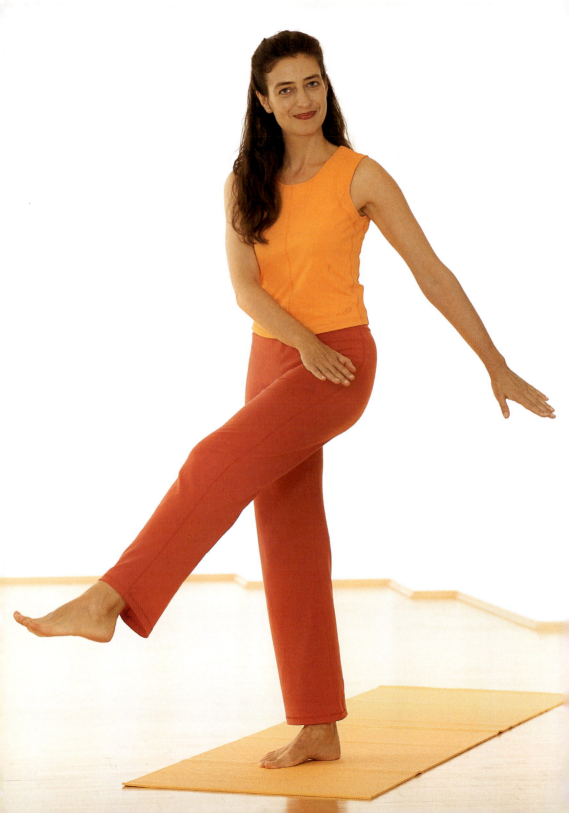

Ganzheitliches Anti-Aging

Die Yogapraxis ermöglicht es uns, jedes Lebensalter in »die besten Jahre« zu verwandeln. So geht es hier eigentlich um »Pro-Aging«: das Älterwerden so angenehm und bereichernd wie möglich zu gestalten, ganzheitlich fit zu bleiben, achtsam für Körper, Geist und Psyche zu sorgen. Lesen Sie nun, wie Sie das alte, vielfach erprobte Yogawissen in die Praxis umsetzen können. Viele nützliche Tipps rund ums Üben machen Ihnen den Einstieg leicht!

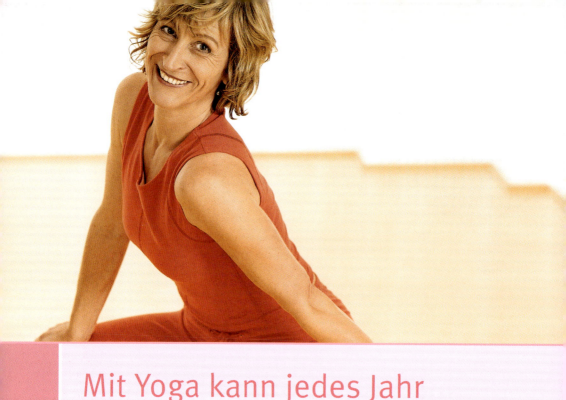

Mit Yoga kann jedes Jahr besser werden

Der Yoga in seiner Gesamtheit spricht auch den Menschen in seiner Gesamtheit an. Ausgangspunkt eines Übungsweges ist bei uns im Westen zumeist der Körper, der uns signalisiert hat, dass wir uns mehr um ihn kümmern sollten. Der Hatha-Yoga hat über die Jahrhunderte hinweg ein reichhaltiges Übungssystem entwickelt, dass diesen Bedürfnissen gerecht wird und uns darin unterstützt, unseren Körper wieder ins Gleichgewicht zu bringen und mit ihm zusammen den Weg zu Wohlbefinden und Gesundheit einzuschlagen. Die Meister des Hatha-Yoga bemerkten schon vor vielen Jahrhunderten, dass die Übungspraxis, wenn sie gute Resultate zeigen soll, dem Lebensalter des Übenden angepasst werden muss, denn schließlich verändern sich Bedürfnisse und Möglichkeiten im Laufe der Jahre. Lassen Sie uns also schauen, was der Yoga bereithält, damit wir voller Spannkraft, Freude und Gelassenheit von Jahr zu Jahr schreiten. Eines ist sicher: Der Yogaweg hält viel für uns bereit!

Bleiben Sie in Bewegung

Es ist heute allgemein bekannt, dass der menschliche Körper entwicklungsgeschichtlich auf Bewegung angelegt ist – schließlich waren wir fast den ganzen Tag zu Fuß unterwegs, als wir als Jäger und Sammler die frühesten Stadien unseres Menschseins im wahrsten Sinne des Wortes durchliefen.

Weniger bekannt ist, dass auch unser Gehirn körperliche Bewegung braucht, um optimal zu funktionieren. Wir regen nicht nur den Kreislauf, die Verdauung, den ganzen Stoffwechsel und damit die Versorgung des Gehirns an, wenn wir uns bewegen. Wir aktivieren dadurch auch das Gehirn selbst, da es umfassender und komplexer arbeiten muss. Das gilt vor allem für schnelle Bewegungen, die eine gute Koordination erfordern, wie Tanzen oder die Übungen des Kundalini-Yoga hier in diesem Buch.

Hilfe in den Wechseljahren

Bewegung also fordert und fördert unser Gehirn, und sie bewirkt, dass sich der Hormoncocktail verändert, den es in den Organismus ausschüttet. Wenn wir älter werden – und das ist gemäß unserer inneren biologischen Uhr spätestens ab dem 40. Geburtstag der Fall – sinkt die Produktion und Ausschüttung einiger Hormone. Das kann sich darin zeigen, dass man im Laufe der Jahre plötzlich reizbarer wird, dass man nicht mehr so gut durchschlafen kann oder dass die Merkfähigkeit etwas nachzulassen scheint. Ganz deutlich werden die Unregelmäßigkeiten bei Frauen in der Prämenopause, die mit Symptomen wie Hitzewallungen, schubweise auftretender Depression oder Anfällen von Gelenkschmerzen einhergehen kann, welche zeigen, dass der Körper in einer Umstellungsphase ist. Dieser Prozess mündet in die Menopause, in der sich der Organismus mit seinen Hormonen wieder auf ein stabileres Gleichgewicht – allerdings auf niedrigerem Niveau – einpendelt.

Bewegung, die uns körperlich fordert, vor allem aber unsere ganze Aufmerksamkeit braucht, hilft spürbar, innere Unruhe und Reizbarkeit abzubauen, und lässt uns hinterher besser zur Ruhe kommen, da der Körper nach solch einem »Workout« verbunden mit intensiver Atmung dieses Ruhen selbst einfordert.

> Das, was Frauen so plagt, sind die großen Hormonschwankungen der Prämenopause. Ist man erst mal wirklich in der Menopause, beruhigt sich wieder alles. Das heißt konkret, dass alle sogenannten Wechseljahrsbeschwerden vergänglich sind!

Kraftvoll und beweglich bis ins hohe Alter

Wenn man ans Älterwerden denkt, kommt einem fast automatisch das Steiferwerden in den Sinn, das Nachlassen der Beweglichkeit und Elastizität. Tatsächlich ist es auch so, dass unsere Muskelfasern im Laufe des Lebens an Elastizität einbüßen. Sie verlieren nach und nach die Fähigkeit, sich so kraftvoll zusammenzuziehen, wie wir es gewohnt sind – das spüren wir als Kraftverlust. Sie können sich auch nicht mehr ganz so gut dehnen – das spüren wir als zunehmende Steifheit. Oft lassen uns zudem die Gelenke fühlen, dass sie schon viele, viele Jahre benutzt worden sind und dies vielleicht nicht gerade in angemessener Weise. So weit die biologischen Tatsachen …

Diesen Tatsachen können wir jedoch entgegenarbeiten. Zuallererst im Geiste, indem wir uns klar machen, dass es vor allem an uns selbst liegt, also an dem, was wir meinen und wovon wir überzeugt sind, während die Zahl der Kerzen auf dem Geburtstagskuchen langsam zunimmt … Und es liegt auch an den Vorbildern, die wir haben: Sind sie rüstig und beweglich bis ins hohe Alter, voller Pläne und Ideen, oder dreht sich ihr Leben hauptsächlich um Krankheiten und andere Beschwernisse?

Suchen Sie sich gute Vorbilder, und stellen Sie sich vor, dass auch Sie voller Bewegungsfreude und Kraft und Tatendrang durch die Jahre Ihres Lebens schreiten – aber auch wandern, laufen, springen, tanzen …

Muskeltraining stärkt die Knochen

Unsere Knochen sind keine leblosen Gebilde, sondern lebendige Zellen, die sich im Laufe des Lebens ständig auf- und abbauen. Sie reagieren stark auf die Art und Weise, wie sie benutzt werden. Bewegt man sich wenig und hegt vielleicht noch eine Abneigung gegen körperliche Anstrengungen, dann bauen sie wenig Knochenmasse auf und neigen dazu, mit zunehmendem Alter schneller brüchig zu werden.

Bewegt man sich dagegen und macht Krafttraining, dann baut man seine Knochen auf. Da (fast) alle Muskeln mit ihren Sehnen an Knochen anhaften, bewirken das Zusammenziehen und Dehnen der Muskelfasern Druck und Zug an den Knochen. Überall, wo große Muskeln stark ziehen, baut sich der Knochen auf. Das können Sie gut am Schienbein gerade unterhalb des Knies spü-

Bleiben Sie in Bewegung

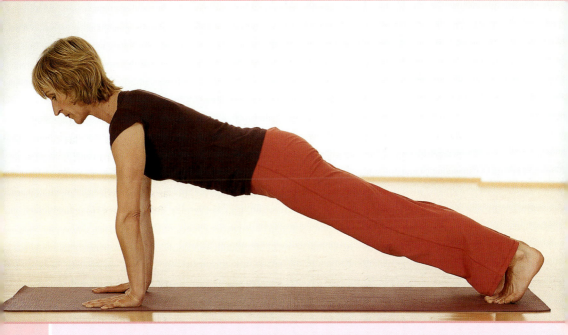

> Je älter wir werden, desto mehr verlieren die Muskeln an Stärke und Flexibilität und die Knochen an Stabilität – es sei denn, wir trainieren sie regelmäßig, zum Beispiel mit kraftvollen Yogaübungen.

ren. Dort, wo die dicke Sehne des geraden Oberschenkelmuskels ansetzt, können Sie deutlich einen kleinen knöchernen Vorsprung tasten, der sich im Laufe der Kindheit – seit der aktiven Belastung der Beinknochen – ausgeprägt hat. Wesentlich ist die Knochenmasse, die wir in den ersten drei Lebensjahrzehnten aufbauen konnten. Je intensiver und ausgewogener wir unser Skelett beansprucht haben, desto höher ist unsere Spitzenknochenmasse, der Wert der maximalen Knochendichte. Er ist das »Knochenkapital«, von dem wir in den Jahrzehnten nach unserem 40. Geburtstag zehren. Aber wie jedes Kapital will auch die angesparte Knochenmasse gepflegt werden. Sie braucht weiterhin rhythmische Bewegung (= rhythmische Druck-und-Zug-Belastung) und vor allem Kraftübungen. Im Yoga stellt der Körper selbst die Gewichte dafür.

Die Knochen, um die man sich am meisten kümmern sollte, sind die der Arme und Handgelenke und die Oberschenkelknochen. Da sich – als ganz natürlicher Vorgang – der Winkel zwischen Hüftgelenk und Oberschenkelhals im Laufe des Lebens abflacht, wird dieser Teil des Knochens einfach schon aus statischen Gesichtspunkten bruchgefährdeter. Deswegen sind Kraftübungen für die Beine ein Muss, denn sie helfen, die Knochenmasse zu erhalten und Frauen vor den gefürchteten Oberschenkelhalsbrüchen langfristig zu schützen.

Das bedeutet, dass das Yogaüben mit zunehmendem Lebensalter eine andere Qualität bekommen muss. Für Frauen bedeutet es, dass sie ein Programm brauchen, das Ausdauer und Kraft miteinander kombiniert. Im Yoga sind Kraftübungen eher unscheinbar, denn es geht um die tiefe Kraft, die dann entsteht, wenn man die tiefe Muskulatur – also die, die ganz dicht an den Knochen sitzt – aktiviert. Lassen Sie sich deshalb nicht täuschen, wenn die Haltungen so harmlos wirken …

Bleiben Sie in Übung

> Wesentlich ist nicht die Menge der Bewegung – also die Dauer und Intensität –, sondern vor allem die Regelmäßigkeit! Bereits 15 Minuten täglich reichen aus, um uns wirklich ein »Bewegungskapital« anlegen zu können!

Einen großen Teil der Kraft und Beweglichkeit, die Sie sich jetzt erarbeiten, werden Sie mit ins Alter nehmen, sodass die Körperarbeit, die Sie jetzt leisten, Ihre wertvollste Investition in Ihre eigene Zukunft ist, denn sie hilft, dass Sie gesünder bleiben und voller Lebensfreude. Vielleicht werden Sie dann selbst einmal zum positiven Vorbild Ihrer Kinder und eines Tages Ihrer Enkel.

Tatsache ist, dass aktive, lebendige Menschen viel anziehender sind und sich häufiger in gleich gesinnter Gesellschaft wiederfinden. Vor allem machen Sie sich klar, wie relativ die Wahrnehmung von Jugend oder Alter ist; sie hängt immer auch davon ab, von wo aus man schaut. Und es stimmt: »Man ist immer so alt, wie man sich fühlt!« (Volksmund)

Der Jungbrunnen im Kopf

Auch das Gehirn und das Nervensystem haben großen Anteil daran, wie wir durch die Jahre unseres Lebens gehen. Beide können lebenslang trainiert und konditioniert werden, und zwar hinsichtlich unseres Wohlbefindens wie unseres Unwohlseins. Es gilt inzwischen als erwiesene Tatsache, dass unser Gehirn Schmerz lernt und sich ein Schmerzgedächtnis anlegt, was dazu führt, dass immer kleinere Impulse den Schmerz wieder wachrufen und ihn intensivieren (woraus dann der chronische Schmerz und eine erhöhte Schmerzempfindlichkeit entstehen). Genauso kann das Gehirn aber auch lernen, Glücksmomente zu erfahren, und sich ein Glücksgedächtnis anlegen, was dazu führt, dass bereits kleine Impulse das Glück wachrufen und es intensivieren.

Wenn wir uns gut gestimmt und glücklich fühlen, strahlen wir das auch aus. Und es ist eine jugendliche Ausstrahlung, die uns dadurch umgibt! Oder haben Sie schon mal gehört, dass jemand mit vielen Lachfältchen »alt aussieht«?

Stärken Sie Ihr Selbstvertrauen

Der Weg dahin führt über eine kleine Gewichtung in der Wahrnehmung, nämlich vom »halbleeren Glas« zum »halbvollen Glas«.

Man nennt eine solche Sichtweise »Ressourcen-orientiert«, denn man richtet sich in seinen Entscheidungen und in seinem Tun an dem aus, was man kann, und an dem, was an verborgenen Fähigkeiten – Ressourcen – so alles in einem steckt! Und das ist gewöhnlich viel mehr, als man denkt!

Die Übungen, die uns der Yoga anbietet, um solche Erfahrungen zu machen, sind vielfach Umkehrhaltungen wie Schulterstand, Kopfstand und Handstand. Dabei geht es gar nicht so sehr um Kraft oder Körperbeherrschung, sondern um den Mut, so etwas wie den Kopfstand (Seite 67) zu wagen. Oft wird einem schon bei der Vorstellung mulmig, sich in eine dieser Haltungen zu begeben, und man findet viele Einwände, die dagegen sprechen, es auch nur zu versuchen. Wenn man es aber (mit einer guten und sicheren Technik) angeht und es (sehr wahrscheinlich) gelingt, steigt das Selbstbewusstsein enorm – und das Glücksgefühl natürlich auch.

Suchen Sie Herausforderungen

Im Laufe des Lebens muss sich jeder Mensch vielen Herausforderungen stellen und in vielen schwierigen Situationen seinen Mann / seine Frau stehen. Das Leben kümmert sich nicht groß darum, dass wir älter werden und meinen, es sei nun genug mit diesen Herausforderungen – nein: Sie werden uns in unterschiedlicher Form immer begleiten.

Nun kann man aber auch üben, schwierigen Situationen zu begegnen, indem man sich selbst welche schafft, natürlich in einem überschaubaren Rahmen. Machen Sie doch mal einen Kurs in einer Sprache, einer Kunstform (Singen, Malen), einer Bewegungsform – Yoga! –, von der Sie immer dachten, das sei zu schwer für Sie oder Sie seien dafür nicht talentiert, beweglich genug – oder einfach zu alt! Gönnen Sie sich die Erfahrung, was Ihnen alles möglich ist und welche Potenziale noch in Ihnen schlummern. Bereichern Sie Ihr Leben mit all dem, was Sie können und was Ihnen Spaß macht – oder noch besser: Finden Sie Ihren Spaß an dem, was Ihnen vorher unmöglich schien!

Der Yoga bietet Ihnen dafür verschiedene Haltungen und Atemübungen an, die nicht höchste Beweglichkeit oder Atemkraft von Ihnen verlangen, aber ein hohes Maß an Achtsamkeit und Koordination, zum Beispiel bei den Kundalini-Übungen (Seite 48) oder den Drehhaltungen (Seite 72).

Der Weg führt zurück in die eigene Mitte

Oft ist das Leben so angefüllt mit all dem, was uns fordert, mit all dem, was geplant, bedacht und erledigt werden muss, dass wir zwar mehr oder weniger reibungslos im Alltag funktionieren, aber den Bezug zu unserem Körper und so zu uns selbst verlieren. Der Geist ist an solchen Tagen überall unterwegs: bei seinen Planungen, Tätigkeiten und Überlegungen. In dieser Zeit ist er nicht mit seinem Körper. Er ist zerstreut und lässt den Körper im wahrsten Sinne des Wortes »geistesabwesend« zurück. Wenn wir nun nicht daran denken – oder meinen, keine Zeit dafür zu haben –, Geist und Körper wieder zueinander finden zu lassen, dann werden wir uns auf Dauer selbst fremd und merken gar nicht mehr, was im Körper und im Gemüt vor sich geht. Wir verlieren unsere eigene Mitte.

Gerade diese Mitte ist jedoch der Ruhepunkt in unserem Inneren. Dort kann der unruhige Geist sich endlich einmal zurücklehnen und zu sich kommen, dort können wir wieder tief durchatmen und vom Denken zum Spüren zurückfinden. Deshalb brauchen wir jeden Tag etwas Zeit, um nach innen zu gehen, zu uns zu kommen und wieder wahrnehmend in Kontakt mit unserem inneren Leben zu treten.

Jeder Tag braucht ein kleines Ritual, eine Zeit der Kontemplation oder der Meditation, in der wir uns wieder finden können. Das scheint nicht grundlegend anders gewesen zu sein, als der Yoga entwickelt wurde, denn sonst hätten die Yogameister uns nicht so viele Übungsanweisungen hinterlassen, die dem Geist helfen sollen, zur Ruhe zu finden und sich zu sammeln – wie bei den Entspannungs- und Konzentrationsübungen in diesem Buch.

Lernen Sie sich wieder kennen

INFO

DIE MITTE IST DER ORT DES JETZT – IN IHR LIEGT DIE KRAFT

Wenn der Geist gesammelt und zentriert wird, findet er zu einer anderen Kraft, als wenn er wie im Alltag ständig umherhüpft. Damit ist nicht nur die Bündelung der mentalen Energie gemeint, sondern insbesondere das Ruhen in der Mitte, das Wahrnehmen aus der Mitte heraus, dem die Kraft innewohnt. Denn die Mitte ist der Ort des *Jetzt*. Das Jetzt – dieser Augenblick – ist der Moment, in dem Ihr Leben wirklich stattfindet! Es findet nicht im Gestern statt und auch nicht im Morgen; heute – hier und jetzt – erleben Sie es. Sie erleben es gerade jetzt, wenn Sie diese Zeilen lesen. Wenn Sie wirklich jetzt dem Lesen und diesem Text verbunden sind, dann wissen Sie nichts mehr über den zurückliegenden oder den vor Ihnen liegenden Tag. All Ihre geistige Energie ist bei Ihnen, sammelt und verdichtet sich in Ihnen. Hier liegt der Kraftquell!

Am leichtesten und schnellsten finden Sie zurück zum Jetzt über das Spüren, denn Spüren ist nur jetzt möglich. Sie können »auf Spüren umschalten«, was immer Sie tun. Wenn Sie einen Moment innehalten und jetzt gerade spüren, wie sich das Buch in Ihren Händen anfühlt, wenn Sie die Textur und Glätte der Seiten spüren, dann sind Sie schon im Jetzt. Und Sie sind ganz bei sich! Zuhause! Angekommen!

Lernen Sie sich wieder kennen

Wenn Sie sich entschlossen haben, Yoga zu üben, dann haben Sie sich auch – bewusst oder unbewusst – entschlossen, auf eine bestimmte Weise zu üben. Die meisten Teilnehmerinnen meiner Kurse antworten mir auf die Frage »Warum haben Sie gerade einen Yogakurs gewählt?«, dass sie sich erhoffen, dadurch zu sich zu kommen, besser entspannen zu können und etwas gegen bestimmte Beschwerden (etwa Nackenverspannungen) zu unternehmen. Außerdem sagen die meisten, dass sie einen ganzheitlichen Ansatz suchen, der Körper, Geist und Seele gerecht wird, und dass sie sich etwas Gutes tun wollen.

Ich nehme meine Teilnehmerinnen gerade mit diesem Wunsch sehr ernst und achte deshalb sehr darauf, dass sie sich mit dem Üben auch wirklich etwas Gutes tun. Das Erste und Wichtigste ist, sich vermittels der Bewegungen und Haltungen selbst zu erfahren. Was kann ich gut? Wo erfahre ich mich in meiner

Kraft und Beweglichkeit? Was macht Spaß? Wo bin ich etwas unbewusst oder unbeweglich geworden und sollte mich öfter dehnen oder kräftigen? Wo sitzen meine Stresszonen? Was macht der Stress mit meinem Körper, meinem Atem, meinem Nervensystem? Wo sitzen Verspannungen? Warum verspanne ich mich gerade dort immer? Viele weitere Fragen begleiten den Unterricht und führen die Teilnehmerinnen durch einen Prozess, der im Yoga *svadhyaya* – sich selbst nahe kommen – genannt wird. Er ist von so wesentlicher Bedeutung, weil wir uns immer wieder vor lauter Aktivität im Alltag verlieren. Oft verlangt unser Berufs- und Familienleben, dass wir einfach nur gut funktionieren, und weder der Chef noch die Kolleg(inn)en noch die Kinder fragen, was denn unsere eigenen Bedürfnisse und vor allem unser eigener Rhythmus wären.

So arbeiten und leben wir fremdbestimmt und ganz oft gegen unsere eigenen Bedürfnisse und nicht in unserem Rhythmus – und können diese im Laufe der Jahre sogar völlig vergessen.

Entdecken Sie Ihre Bedürfnisse und Ihren Rhythmus

Deshalb sollte der erste Schritt Ihrer Yogapraxis Sie wieder mit sich selbst vertraut machen. Nehmen Sie sich Zeit auch für die kleinen, unscheinbar wirkenden Übungen und Zeit für Nachspürpausen zwischen den Übungen. Werden Sie langsamer als im Alltag, denn Ihr eigener innerer Rhythmus ist sicher nicht so schnell wie sonst. Langsamer übend können Sie sich besser – weil differenzierter – spüren. Und aus dieser »neu entdeckten Langsamkeit« kann sich allmählich auch Ihr ganz eigener Rhythmus wieder herauskristallisieren.

Dass Sie ihn gefunden haben, werden Sie daran merken, dass eine Übung (zum Beispiel eine der Kundalini-Übungen ab Seite 48) Ihnen plötzlich leicht fällt und Sie den Eindruck haben, Sie könnten sie noch ewig fortsetzen. Im eigenen Rhythmus erschöpft man sich nämlich nicht so schnell, und vor allem macht einem das, was man tut, deutlich mehr Spaß!

Ebenso verhält es sich, wenn Sie gemäß Ihren Bedürfnissen üben. Es wird Tage geben, da brauchen Sie kraftvolle Übungen, die Sie lange halten wollen, um den Körper und damit sich selbst wieder zu spüren, weil Sie vielleicht stundenlang am Computer gesessen oder andere hochkonzentrierte »Kopfarbeit« geleistet haben. Es wird Tage geben, da brauchen Sie sanfte, kleine Übungen, um zur Ruhe zu kommen und sich von Ihrer Erschöpfung zu erholen.

WIE SICH UNSER KÖRPER IM ALTER VERÄNDERT

Biologisch gesehen ist der Begriff »Alter« äußerst relativ, denn genau genommen beginnt unser Körper bereits mit 25 Jahren (!), seine Zellen umzubauen, was wir dann irgendwann als Alterungserscheinungen an uns wahrnehmen. Das macht Sinn, wenn man bedenkt, dass unsere Lebenserwartung erst in den letzten 150 Jahren deutlich zugenommen hat und dass noch vor zwei Generationen eine 50-Jährige Frau als alt galt. Ab dem 40. Lebensjahr wandeln sich zunehmend Muskelzellen in Fettzellen um und die Muskelzellen selbst verlieren einen Teil ihrer Elastizität und Kontraktionskraft, da das Bindegewebe sich zunehmend lockert. Die Knochensubstanz baut sich – bei gesunder Ernährung, ausreichend Bewegung und Normalgewicht – etwas ab und unser Grundumsatz sinkt. Wenn wir dagegen nichts unternehmen, werden Muskeln und Gewebe schlapp (etwa an den Außenseiten der Oberarme), Fettpolster sammeln sich dort an, wo sie niemand haben möchte, und lassen sich nicht mehr so ohne weiteres weghungern. Vor allem verändert sich die Figur: Besonders bei Frauen scheint sich alles nach unten zu verlagern. Die Knöchel nehmen an Umfang zu, Oberschenkel und Po runden sich, die Bauchdecke gibt nach vorn-unten nach, Busen und Schultern sinken vor, sodass sich der obere Rücken rundet und der Rundrücken entsteht, den der Volksmund mit dem hässlichen Namen »Witwenbuckel« versehen hat.
Dieses krasse Bild entsteht, wenn man die Hände in den Schoß legt und den Dingen ihren Lauf lässt. Wenn wir jedoch üben, wendet sich das Blatt. Wir können etwas dafür tun, dass unsere biologischen Uhren langsamer ticken.

Das Wichtigste ist Bewegung im Sinne eines moderaten Ausdauer- und Krafttrainings. Weiterhin hilft uns alles, was wir gegen Stress tun können, und zwar vor allem gegen den Stress im Geiste. Und schließlich können wir uns sehr effektiv mit einer ausgewogenen Ernährung einen großen Teil unserer jugendlichen Energie und Spannkraft bewahren. So geht es nicht darum, auch mit 50 Jahren noch wie 20 auszusehen (was jede Menge Stress mit sich brächte), sondern vielmehr darum, das Gefühl zu bekommen, dass man ganz viel dafür tun kann, sich einen wundervollen, kraftvollen und zuverlässigen Körper zu erhalten oder zu erarbeiten, in dem sich der Geist mit all seiner Lebenserfahrung und Weisheit wohl fühlt! Tatsache ist jedoch, dass die meisten von uns dafür aktiv werden müssen! Ab vierzig sind wir noch mehr für unser Wohlbefinden, unsere Schwungkraft und Stimmung verantwortlich als in jungen Jahren, wenn der Körper zu wenig Bewegung, Schlaf oder die diversen Kaloriensünden eher verzeiht. Aber es ist ein gutes Gefühl zu wissen, dass wir uns ein Guthaben auf unserem »Körperkonto« erarbeiten können – zum Beispiel auf unserem »Kraftkonto« oder »Knochendichtekonto« –, von dem wir lange zehren können.

MIT YOGA KANN JEDES JAHR BESSER WERDEN

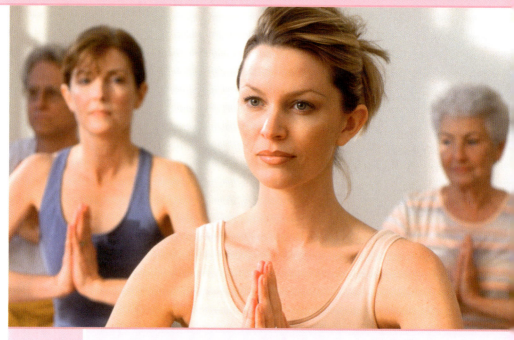

› Gemeinsames Üben intensiviert unser Tun und zeigt uns, was wir gut können und wo noch Potenziale in uns schlummern.

Üben im Hier und Jetzt

Jeder Tag bringt seine Tagesform mit sich. Sie ist von vielen Faktoren abhängig, auch davon, wie Sie geschlafen haben, was Ihnen im Laufe des Tages alles widerfahren ist oder wie das Wetter ist. Vielleicht tun Ihnen nach einer Periode nasskalter Tage die Gelenke weh, und Sie können sie nicht so gut belasten wie im Sommer, wenn es trocken und warm ist. Vielleicht haben Sie gerade eine Phase der Wechseljahre, in der Ihnen die Hitzewallungen wieder zusetzen. Vielleicht erleben Sie aber auch einen Tag, an dem Sie sich einfach großartig fühlen und an dem Sie ganz viel ausprobieren wollen, auch etwas, was Sie sich bis jetzt noch nie (zu-)getraut haben!
Jeder Tag ist neu und auch wir sind jeden Tag neu. Nutzen Sie die Zeit Ihrer Yogapraxis, um sich immer wieder zu erforschen und zu erkunden. Machen Sie sich bewusst, was Sie gerade heute und vor allem gerade jetzt brauchen. Richten Sie sich konsequent und unbeirrt nach diesen Bedürfnissen. Vielleicht brauchen Sie etwas mehr Übungszeit, weil Sie länger und intensiver praktizie-

ren wollen. Vielleicht besteht Ihre Yogapraxis darin, sich einfach 10 Minuten auf die Matte zu legen, sich eine Decke bis zu den Ohren heraufzuziehen und etwas auszuruhen. Wenn Sie wirklich den Bedürfnissen Ihres Körpers nachgeben, wenn Sie auf Ihre innere Stimme – Ihre innere Weisheit! – hören, wenn Sie beginnen, ehrlich und liebevoll auf sich selbst einzugehen, dann beginnen Sie wirklich, Yoga zu üben!

Aktivieren Sie die achtsame innere Beobachterin

Die vielen unterschiedlichen Anforderungen des Tages bewirken, dass wir uns vor allem deren Erledigung zuwenden – und uns damit mehr und mehr von uns selbst abwenden. So wissen wir, wenn wir ins Bett sinken, zumeist, was wir alles geschafft haben, aber nicht, wie wir uns dabei verhalten haben und wie es uns dabei ging – es sei denn, etwas lief eindrucksvoll schief oder war wirklich gelungen und fühlte sich überzeugend rund und gut an.

Dieses Phänomen – dass wir uns selbst im Laufe eines Tages immer wieder verlieren – ist offensichtlich nicht erst eine Erscheinung der Neuzeit, sondern ein allgemeines menschliches Problem: Sonst hätte es der berühmte Yogameister Patañjali, der um die Zeitenwende herum gelebt haben soll, nicht so differenziert beschrieben. In seinem Lehrbuch, dem Leitfaden des Yoga (Yoga Sutra), rät er deshalb, in sich eine Instanz zu erschaffen, die einem beim Handeln, Denken, Fühlen … zusieht. Er nannte sie den »Seher«. In meiner Lehrtradition wird diese Instanz der Beobachter / die Beobachterin genannt.

Meine Beobachterin begleitet mich durch den Tag. Sie nimmt wahr, in welcher Verfassung ich am Morgen aufwache, und beobachtet schon mal als Erstes, welche Argumente mein Geist parat hält, um fröhlich aus dem Bett zu springen und in den Tag zu starten – oder um liegen zu bleiben. In diesem Fall ist es meine Beobachterin, die weiß, ob ich jetzt wirklich noch ruhen sollte oder ob ich gerade dabei bin, mich meinem »inneren Schweinehund« zu ergeben.

Meine Beobachterin begleitet mich ins Büro, hört alle Telefonate mit, nimmt wahr, warum ich Stress empfinde und wie ich damit umgehe. Sie registriert, ob diese Strategien förderlich sind oder nicht. Sie kommt schließlich mit in meine Yogaschule und registriert, wie ich an diesem Abend unterrichte, wie ich mit jeder meiner Teilnehmerinnen umgehe. Sie nimmt wahr, wenn ich eine freundlicher als die andere behandle, und weiß, warum ich sie vorziehe.

Die Beobachterin bleibt immer etwas auf Distanz, da sie ja »neben mir steht« und nicht direkt »durch meine Augen schaut«. Sie sieht gleichermaßen mich, die Handlung und mein Gegenüber. Sie beobachtet, nimmt wahr, aber einer Zeugin gleich mischt sie sich nicht ein. Ihre Funktion ist es, diesen Abstand zu halten und meinem Gehirn ständig mitzuteilen, was sie aus diesem Abstand heraus beobachtet. Das Gehirn zieht dann die entsprechenden Schlüsse.

Es entscheidet zum Beispiel, sofort etwas gegen die Gereiztheit in meiner Stimme zu unternehmen, die erklang, weil mir ein Anruf gerade ungelegen kam. Es entscheidet, dass ich jetzt aufstehen und einmal ums Haus laufen sollte, weil die Beobachterin herausfand, dass Erschöpfung mein Tun zu überdecken begann. Es entscheidet, dass ich die Bemerkung, die mir gerade auf der Zunge liegt – und die weder nötig noch freundlich ist – einfach bleiben lasse.

Kurz: Indem sie immer zwischengeschaltet ist, ermöglicht mir die innere Beobachterin wahrzunehmen, was ich tue, wie ich es tue und wie ich mich dabei fühle. Diese winzige zeitliche Verzögerung erlaubt es mir, mehr zu agieren und nicht nur zu reagieren. Vor allem aber erlaubt sie mir, bei mir zu bleiben.

SCHAUEN SIE LIEBEVOLL AUF SICH SELBST

WICHTIG !

Die Beobachterin mischt sich nicht ein und ist nicht zu verwechseln mit der inneren Kritikerin. Die hat jeder im Laufe der Kindheit in sich »installiert«, um von ihr zu hören, wie ungeschickt, ungehorsam, dumm man sich gerade angestellt hat. Irgendwann brauchten die Eltern oder Lehrer gar nichts mehr zu sagen – ihre Beurteilung war nur noch eine Bestätigung dessen, was wir ohnehin schon durch die innere Kritikerin wussten. Sie ist nämlich eigentlich eine innere Meckerin. Wenn man sie nicht erkennt (die Beobachterin kann das jedoch), macht sie ständig alles nieder, was wir tun und denken. Sie flüstert uns ein, dass wir etwas sowieso nicht schaffen. Sie registriert geradezu genüsslich jedes Missgeschick (»Siehst Du! Da haben wir es wieder!!«) Sie ist destruktiv und kann einem jede Freude und Spontaneität verderben. Die Beobachterin dagegen mischt sich nicht ein. Sie schaut wohlwollend! Wie ein innerer Schutzengel begleitet sie uns. Sie möchte uns helfen, uns besser kennen zu lernen und uns selbst besser zu verstehen.

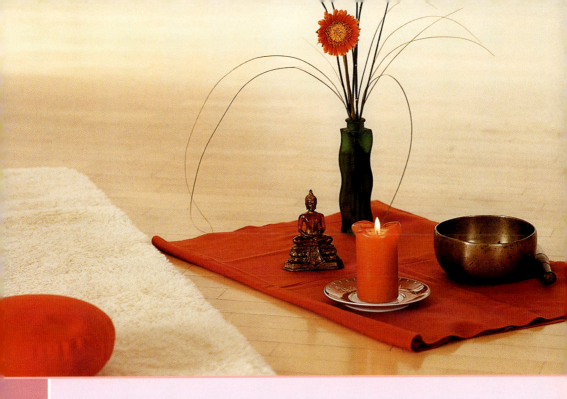

Die Grundlagen des Übens

Gestalten Sie Ihren Yogaplatz

Finden Sie einen Platz in Ihrer Wohnung, der Ihnen angenehm ist und an dem Sie ungestört sind. Vielleicht steht ein Kinderzimmer leer, vielleicht haben Sie im Laufe der Jahre Lust auf ein eigenes Schlafzimmer bekommen, oder Sie entschließen sich, endlich die Ausbaureserve unterm Dach zu nutzen. Vielleicht aber gibt Ihnen die Suche nach einem Platz zum Üben endlich den Antrieb, einige alte Möbel zu entrümpeln – sich im wahrsten Sinne des Wortes »Platz zu schaffen«! Denken Sie daran, dass Ballast loszulassen nicht nur bildlich gesprochen Erleichterung bringt! Es entstehen auch mehr Klarheit und Struktur. Beides hilft dem Geist, klarer und strukturierter zu werden.

DIE GRUNDLAGEN DES ÜBENS

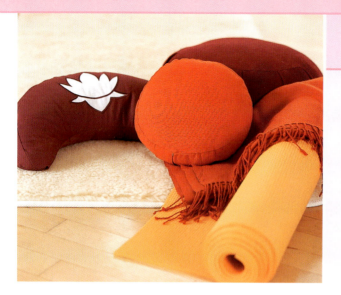

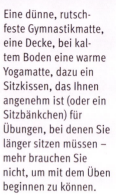

Eine dünne, rutschfeste Gymnastikmatte, eine Decke, bei kaltem Boden eine warme Yogamatte, dazu ein Sitzkissen, das Ihnen angenehm ist (oder ein Sitzbänkchen) für Übungen, bei denen Sie länger sitzen müssen – mehr brauchen Sie nicht, um mit dem Üben beginnen zu können.

› Ihr Yogaplatz sollte Ihnen vor allem Rückzug gewähren. Gut ist es, wenn Sie eine Tür hinter sich schließen können, um so den Alltag und störende Geräusche (und Mitbewohner!) auszuschließen.

› Er sollte eine Ihnen angenehme Temperatur haben und Sie sollten ihn gut lüften können.

› Beleuchten Sie Ihren Yogaplatz so, dass das Licht Sie nicht blendet (zum Beispiel mit einem Deckenstrahler). Es ist zwar angenehm, wenn Sie das Licht dimmen können, aber Dimmer gehen fast immer mit Trafos einher, die nicht nur oft ziemlich laut brummen, sondern vor allem eine starke elektromagnetische Strahlung von sich geben. Beides kann äußerst störend sein, wenn man sich entspannen möchte.

› Achten Sie darauf, dass der Boden warm ist. Benutzen Sie bei kaltem Boden eine dicke Yogamatte zum Üben oder – bei warmem Boden – eine dünne Gummimatte oder Decke. Eine Gymnastikmatte aus Gummi brauchen Sie auf jeden Fall, da diese heutzutage perfekt rutschfest sind. Man kann sie in vielen schönen Farben und Stärken bestellen.

› Außerdem brauchen Sie eine Sitzhilfe, wenn Sie länger auf dem Boden sitzen wollen, zum Beispiel bei Atem- oder Meditationsübungen. Es gibt Sitzkissen in vielerlei Formen und Materialien, Sitzbänkchen unterschiedlicher Höhe und Form, sodass Sie sicher etwas finden werden, was Ihrem Gesäß, Ihren Knien und Ihrem Rücken ein längeres Verweilen auf dem Boden erlaubt. (Bezugsquellen für Matten und Sitzhilfen finden Sie auf Seite 125.)

Zeit zum Üben

› Halten Sie für Entspannungsübungen eine weiche, warme Decke – oder eine schöne große (Pashmina-)Wollstola – bereit. Wenn man länger reglos liegt (wie in Shavasana, der Entspannungshaltung in der Rückenlage) oder sitzt (wie in der Meditation), kühlt der Körper schneller aus.

› Wenn Sie gerne Musik beim Üben hören, installieren Sie eine kleine Stereoanlage. Wählen Sie eine Qualität, in der die Musik auch dann noch gut klingt, wenn Sie sie (ganz) leise stellen. Schöne Musik, die sich eignet, das Üben oder die Meditation zu begleiten oder zu untermalen, finden Sie zum Beispiel in den Abteilungen für Weltmusik oder in esoterischen Buchläden.

› Richten Sie sich den Platz nach Ihren Bedürfnissen her. Schmücken sie ihn mit allem, was Sie (und nur Sie!) schön finden, was Sie in Ihrem Tun unterstützt und was Sie inspiriert: Bilder oder Fotos, Figuren (zum Beispiel ein Buddha), Blumen, Räucherstäbchen, Kristalle und so weiter. Je mehr Sie von Ihrer Herzenergie in diesen Raum fließen lassen, desto lieber werden Sie sich dort aufhalten und desto besser werden Sie sich dort regenerieren können.

› Tragen Sie bequeme, elastische Übungskleidung, die Sie nicht einengt (BH, Hosenbund, Gürtel …) und die Sie entsprechend der Temperatur variieren können. Am besten geeignet sind Übungsanzüge oder anliegende Gymnastikhosen und -tops und ein Sweatshirt. Halten Sie warme Socken bereit, wenn Sie schnell kalte Füße bekommen.

Vielleicht möchte Ihr Haustier bei Ihnen sein, wenn der Yoga Sie in die Verfassung bringt, die unsere Hunde, vor allem aber unsere Katzen so an uns mögen: ausgeglichen, friedvoll und eins mit uns selbst! Lassen Sie sich dann vom ausgiebigen Katzen- oder Hunde-Shavasana oder vom Dehnen und Räkeln anstecken, bis auch Ihnen so richtig wohl in Ihrer Haut ist …

Zeit zum Üben

› Sie können im Grunde genommen jede Tages- oder Nachtzeit zu Ihrer Übungszeit ernennen, die Ihnen dafür geeignet erscheint. Das Wichtigste ist, dass sie es Ihnen leicht macht, Ihren Vorsatz, Yoga zu üben, in die Tat umzusetzen. Das Nächstwichtige ist, dass es ein Zeitraum ist, in dem Sie vor Störungen weitgehend sicher sein können (Telefon, Postbote, die Nachbarin …).

› Die einzige Einschränkung betrifft Ihren Bauch: Er sollte beim Üben möglichst leer sein. Lassen Sie nach einer Mahlzeit mindestens drei Stunden verstreichen, bevor Sie sich auf die Yogamatte begeben. Obst oder kleine Snacks vorher stören allerdings nicht.

DIE GRUNDLAGEN DES ÜBENS

> Sie können jeden Tag einmal oder auch mehrmals üben. Finden Sie heraus, was wann in Ihren Tagesablauf passt und wie viel Übungszeit Sie brauchen. Seien Sie dabei möglichst flexibel.

Wenn Sie sich vornehmen, jeden Tag eine Dreiviertelstunde Yoga zu praktizieren, das aber nie wirklich entspannt schaffen, dann werden Ihre guten Vorsätze mit hoher Wahrscheinlichkeit bald auf der Strecke bleiben. Machen Sie besser ein 20-bis-30-Minuten-Programm, wenn Sie nur wenig Zeit haben, weil sich diese Zeitspanne realistisch im Tag unterbringen lässt. Wenn Sie mehr Zeit haben, können Sie einfach länger in den Haltungen verweilen oder mehr Bewegungen oder Haltungen ausprobieren. Entsprechende Vorschläge für Übungsprogramme finden Sie ab Seite 118.

> Treffen Sie gegebenenfalls mit Ihrem Partner / Ihrer Familie ganz klare Absprachen, wann Sie sich auf die Matte zurückziehen wollen. Wenn Sie selber diese »Verabredung mit sich selbst« ernst nehmen, dann fällt es auch Ihren Mitmenschen leichter zu respektieren, dass Sie eine Weile mal nicht verfügbar und ansprechbar sind.

TIPP

VERGESSEN SIE DAS SCHLECHTE GEWISSEN!

Es wird immer wieder vorkommen, dass Sie mal einige Tage nicht üben können, weil Sie verreist sind, sich unwohl oder krank fühlen oder einfach zu viele Termine haben. Hauptsache, Sie finden immer wieder zu Ihrer Yogamatte zurück – zwanglos, mit Spielraum und Lust am Üben …

Vergessen Sie das schlechte Gewissen oder lästige Pflicht- oder Schuldgefühle. Lassen Sie sich den Spaß am Yoga nicht durch so etwas verderben, sondern richten Sie sich immer mehr daran aus, was für Sie selbst und Ihr Leben stimmig ist. Wenn Sie sich die Freude daran erhalten können, dann wird Ihre Yogapraxis ohnehin nach und nach mehr Bedeutung in Ihrem Alltag bekommen und sich ganz organisch die Zeiträume erobern, die Sie früher für andere Angelegenheiten reserviert haben. Der Yogaweg gilt als »der Weg der Heldin«, denn jemand, der sich dem Yoga verschreibt, lässt sich durch nichts beirren oder behindern, was der Alltag – oder die eigene Bequemlichkeit – ihm in den Weg zu legen versucht.

Eine sanfte und doch intensive Yogapraxis

Es gibt heutzutage vor allem im Hatha-Yoga viele Varianten der Übungspraxis. Manche sind so sanft, dass sie fast ausschließlich den entspannenden Aspekt betonen, andere werden gleich »Power-Yoga« genannt und sind äußerst kraftvoll und dynamisch. Das Angebot ist vor allem deshalb so unübersichtlich, weil sich die meisten Übungsweisen Hatha-Yoga nennen.

Der Begriff Hatha-Yoga meint zuerst einmal nur, dass der Einstieg über Körperübungen (Asanas) erfolgt und im Anschluss dann Atemübungen (Pranayama), Konzentration (Dharana) und Meditation (Dhyana) gemacht werden. Wie nun die Asanas oder Pranayamas konkret ausgeführt werden, variiert teilweise ganz erheblich – je nach den Schulen und Lehren, die sich über die Jahrhunderte in Indien herausgebildet haben.

Ziemlich eindeutig ist jedoch die Einschätzung, was man in welchem Lebensalter üben sollte. Asanas, die große Gelenkigkeit und Kraft erfordern, sind vor allem für sehr junge Menschen gedacht. Mit zunehmenden Alter stehen ruhige, intensive Übungen im Vordergrund, zunehmend verbunden mit Pranayama und immer mehr in die Meditation einmündend.

In diesem Buch werden Sie eine Mischung aus Sanftheit und Intensität finden. Sanft sein heißt, achtsam und liebevoll mit sich umzugehen, (momentane) Begrenzungen und Einschränkungen anzunehmen und den eigenen Ehrgeiz und Perfektionismus im Zaum zu halten. Sanft heißt auch, dass sich das Üben an den Erkenntnissen der Rückenschule orientiert, sodass die Wirbelsäule und alle anderen Gelenke angemessen bewegt und gefordert werden.

Intensiv heißt, dass es kein »Kuschelyoga« ist, sondern ein Übungsstil, der Kraft und Ausdauer fordert und fördert.

Entspannung aus der Kraft heraus

Immer wieder werden Sie in diesem Buch auf Übungen treffen, die Sie zu Beginn ziemlich anstrengend finden könnten. Ja, es sind sogar erstaunlich viele Kraftübungen, die alle Bereiche des Körpers ansprechen sollen, in diesem Buch gesammelt. Zwei Überlegungen liegen dieser Auswahl zugrunde.

Erstens die Überlegung, dass die Elastizität und Kontraktionskraft unserer Muskulatur im Alter nachlässt. Aus diesem Grund ist es wichtig, die Muskulatur gezielt so lange wie möglich – bis ins hohe Alter – zu trainieren, damit uns unsere Kraft zum großen Teil erhalten bleibt.

Die zweite Überlegung beruht auf der Beobachtung, dass man in Körper und Geist nur dort entspannen kann, wo man sich seiner Kraft sicher ist. Nur ein starker Rücken mit funktionstüchtiger Muskulatur wird ein entspannter Rücken sein können, denn er ist allen Anforderungen des Alltags gewachsen. Ein schwacher Rücken dagegen ist schnell überfordert und verspannt sich aus dieser Überforderung heraus. Wenn wir unsere Kraft spüren, wenn wir wissen, dass wir über Ausdauer und »Standfestigkeit« verfügen, dann können wir viel leichter auch dann noch gelassen bleiben, wenn die Wellen des Lebens höher schlagen. Außerdem werden wir dieses Kraftvolle auch in unserer Körpersprache ausstrahlen, was bewirkt, dass unsere Umwelt uns als präsent und energiegeladen wahrnimmt. Es wird spürbar – für uns selbst und für die anderen –, dass wir mit beiden Beinen fest in unserem Leben und in vielen spannenden Aktivitäten verwurzelt sind und dass man unbedingt »mit uns rechnen muss«.

Die Wirkung des Übens liegt im Nachspüren

Wenn Sie die Fotos in diesem Buch sehen, scheint das Wichtigste die Übung zu sein. Tatsächlich ist aber die Pause nach jeder Übung genauso wichtig wie das Üben selbst. In der Pause können Sie wahrnehmen, was ein Bewegungsablauf oder eine Haltung in Ihnen bewirkt, und vor allem merken, ob das, was Sie getan haben, gut und förderlich für Sie war oder eher nicht. Dabei sollten Sie ganz allgemein davon ausgehen, dass jedes Tun etwas in Ihnen zum Besseren verändern sollte, sodass Sie sich belebt, besser durchblutet, entspannter, gekräftigt oder ganz einfach wohler fühlen! Ihr Atem sollte während und nach dem Üben – auch wenn er, wie bei den Kundalini-Übungen, sehr angeregt sein wird – immer strömen können. Wenn Sie sich ganz außer Atem oder angestrengt fühlen, wenn irgendwelche Schmerzen oder andere unangenehme Empfindungen auftreten, dann heißt das, dass Sie vorher im Üben zu weit gegangen sind. Lernen Sie über das Nachspüren langsam, wirklich angemessen mit sich umzugehen und vor allem Ihr rechtes Maß – just in diesem Moment – zu finden. Akzeptieren Sie, wenn Sie nicht jeden Tag gleich fit, leistungsfähig und ausdauernd sind. Nachspürend kommen Sie sich nah und lernen, was Ihr Körper und Ihr Gemüt brauchen, um in Einklang zu kommen.

Gönnen Sie sich Yogaunterricht

Ich übe selbst seit mehr als 30 Jahren Yoga, aber genieße es immer außerordentlich, mich selbst wieder bei einem Lehrer/einer Lehrerin auf die Matte legen zu können. Es ist Luxus pur! Ich brauche mich um nichts zu kümmern, brauche nicht zu überlegen, wie lange und in welcher Reihenfolge ich etwas üben sollte, ich brauche mich nur auf meine/n Lehrer/in zu verlassen und der Stimme zu folgen, die mich durch den Unterricht führt. Besonders angenehm und sinnvoll ist Yogaunterricht, wenn es um Entspannungsübungen geht, aber auch bei Visualisierungen oder Meditationsanleitungen. Der Teil meines Verstands, der »der Macher« ist, kann abschalten, während der Teil in mir, der sich ganz in der Tiefe erfährt und erlebt, aufblüht. Nie komme ich so tief ins Erleben, wie wenn ich selbst Yogaunterricht nehme.

Die Chemie muss stimmen

Natürlich muss mir die/der Lehrer/in von der Persönlichkeit und der Stimme her angenehm sein, und ich brauche das Gefühl der Kompetenz und Verantwortlichkeit, um mich wirklich ganz anvertrauen zu können. Deshalb ist nicht jede/r Lehrer/in gleichermaßen

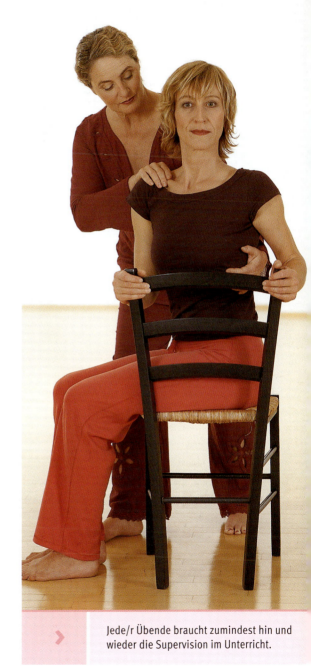

> Jede/r Übende braucht zumindest hin und wieder die Supervision im Unterricht.

DIE GRUNDLAGEN DES ÜBENS

für jeden Menschen geeignet. Die »Chemie« muss stimmen! Sie sollten sich respektiert, aufgehoben und gut betreut fühlen, egal wie gut Sie etwas können oder ob Sie sich auch manchmal ungeschickt anstellen. Sie sollten verstehen können, was Ihr/e Lehrer/in Ihnen vermitteln möchte, und am besten auch, warum sie/er es als wichtig ansieht.

Yogalehrer/innen mit guten Ausbildungen sind darin trainiert worden zu sehen, wo Sie Unterstützung brauchen, wo und wann Korrektur nötig ist und wie Sie mit Ihren Grenzen umgehen.

Scheuen Sie sich nicht nachzufragen, wie der Lehrer/die Lehrerin ausgebildet ist. Eine qualifizierte Lehrkraft hat in der Regel ein mehrjähriges Studium absolviert und bildet sich auch nach Abschluss dieser Ausbildung regelmäßig weiter.

Supervision ist wichtig

Von Zeit zu Zeit braucht jeder Übende – egal ob es sich nun um Yoga, Feldenkrais, Qigong oder Klavierspielen handelt – eine Supervision, also den wohlwollend prüfenden Blick eines Lehrers. Jeder Mensch hat auf seine Weise gelernt, mit Herausforderungen umzugehen. Manche stellen sich ihr und können gar nicht genug bekommen. Die meisten Menschen jedoch benutzen ihre Körperintelligenz, um Möglichkeiten zu finden, eine Yogaübung etwas weniger intensiv zu gestalten, und zwar, ohne das bewusst zu planen oder auch nur zu registrieren. Ein Lehrer kann genau sehen, wo sich solche kleinen Vermeidungsstrategien eingeschlichen haben, und wird Ihnen helfen, wieder die volle Effektivität der Körper- oder Atemübung auszuschöpfen.

In der Gruppe üben

Gönnen Sie sich auch immer wieder das Gruppenerlebnis. Wenn man in einer Gruppe übt, bleibt man länger in den Haltungen und übt oft konzentrierter. Die Gruppenenergie hilft, die Aufmerksamkeit zu fokussieren, was sich immer besonders deutlich bei den Kundalini-Übungen, bei den Krafthaltungen und in der Entspannung zeigt.

Und in einer Gruppe kann man Spaß haben. Mit sich alleine zu Hause auf der Matte übt man in der Regel viel ernster, während einem der Anblick des Gegenübers oder der Nachbarin immer wieder ein Lächeln entlocken kann. Man begegnet sich im Yoga – und bleibt doch ganz bei sich!

Wo Sie eine/n gut ausgebildete/n Lehrer/in in Ihrer Nähe finden, erfahren Sie auf Seite 125.

Grundbegriffe des Übens

In den Übungsanleitungen werden immer wieder bestimmte Begriffe auftauchen, die speziell auf die Yogapraxis bezogen sind. Die folgende Übersicht soll Ihnen helfen, diese Begriffe von Anfang an richtig umzusetzen.

> **Asana:** Yogahaltung. Fachbegriff in der altindischen Sprache Sanskrit.

> **Mobilisation:** blockierte Gelenke wieder beweglich und Muskeln wieder dehnfähig machen.

> **Kontraktion/kontrahieren:** Anspannen eines Muskels/einer Muskelgruppe.

> **Beckenboden kontrahieren:** Anspannen der Muskelschichten des Beckenbodens (Seite 31). Am einfachsten geht es, wenn Sie die Schließmuskeln des Afters und der Harnröhre (Frauen auch die der Scheide) zusammenziehen. Dabei entsteht das Gefühl, dass sich der Beckenboden hebt beziehungsweise nach innen zieht. Die großen Gesäßmuskeln bleiben entspannt! Jedoch werden kleine Muskeln am Übergang von den Pobacken zu den Oberschenkeln immer mitkontrahiert, sodass sich der ganze Po etwas hebt. Außerdem wird sich die Bauchdecke im Bereich des Schamdreiecks etwas einziehen. Der Nabelbereich jedoch bleibt entspannt.

> **Gesäßmuskeln nach hinten und außen ziehen:** Im Sitzen greifen Sie nacheinander mit den Händen an die Gesäßmuskeln, und ziehen Sie diese nach hinten und außen. Dadurch ziehen Sie die Muskeln unter den Sitzbeinhöckern weg und erleichtern die Aufrichtung des Beckens.

> **Aufrechter Stand:** Beide Füße stehen parallel, hüftgelenkbreit voneinander entfernt. Die Großzehenballen werden an den Boden geschmiegt, die Außenkanten der Fersen drücken gegen den Boden. Dadurch spannt sich der Beckenboden an, das Becken richtet sich auf, die Leisten weiten sich und der untere Rücken wird gedehnt. Die ganze Rückseite des Körpers wird aktiv verlängert.

> **Füße parallel:** Die Linien von der Mitte der Fußgelenke nach vorn zum Raum zwischen dem zweiten und dritten Zeh sind zueinander parallel. Diese Anweisung bitte unbedingt beachten, denn die Stellung der Füße hat große Auswirkungen auf die Knie!

DIE GRUNDLAGEN DES ÜBENS

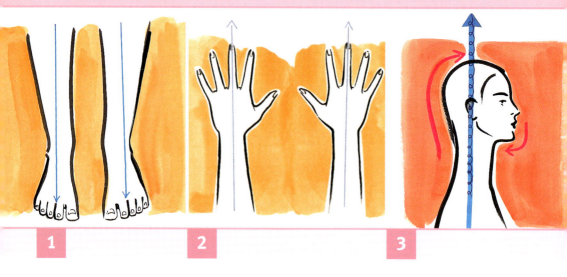

> **Hüftgelenkbreit:** Abstand zwischen den parallel stehenden Füßen. »Faustregel«: Zwischen die Großzehenballen sollte gerade eben Ihre Faust passen. Dann entsteht in der Lotrechten eine Linie von den Hüftgelenken durch die Mitte der Knie und Fußgelenke bis zwischen den zweiten und dritten Zeh. **1**

> **Schultergelenkbreit:** im Vierfüßlerstand der Abstand der Hände zueinander. Die Handgelenke befinden sich direkt unterhalb der Schultergelenke und die Arme stehen parallel nebeneinander.

> **Hände parallel:** Die Finger sind gerade nach vorn ausgerichtet (in der Regel gespreizt), die Mittelfinger parallel. **2**

> **Langer Nacken:** Der Kopf strebt mit der Schädelbasis nach hinten und oben, der Kehlbereich bleibt weit und frei. **3**

> **Nackenmuskeln entspannen:** Lösen Sie zuerst alle Spannung im Mund. Lassen Sie den Mundraum weit werden, den Unterkiefer hängen und die Zunge schwer auf den Mundboden sinken.

> **Hineinatmen:** Den Einatem in einen angespannten oder angestrengten Körperbereich hineinfließen lassen – und mit dem Ausatem die Spannung lösen. Mehr zum Atmen ab Seite 96.

> **Nachspüren:** Eine Übung nachwirken lassen, um in Ruhe wahrzunehmen, was sich durch sie in Körper, Atem und Geist verändert hat.

Basis Beckenboden

Wie wir unsere Wirbelsäule aufrichten können, hängt weitgehend von der Stellung des Beckens ab, das ihre Basis bildet. Kippt das Becken im Stand vor, geht die Lendenwirbelsäule ins Hohlkreuz; sinkt es im Sitz nach hinten, dann rundet sich der Rücken. Die wichtigsten Muskeln, die das Becken aufrichten, bilden auch seine Basis: die drei Muskelschichten des Beckenbodens.

Mithilfe des Beckenbodens das Becken aufrichten

Das Becken ist weniger fest und stabil, als es aussieht. Seine größte Beweglichkeit hat es dort, wo es sich mit der Wirbelsäule kreuzt: in den Kreuzbein-Darmbein-Gelenken. Innerhalb des Beckenrings kann das Kreuzbein in diesen Gelenken nach unten und innen sinken (Hohlkreuz) oder aufgerichtet werden (Aufrichtung des unteren Rückens).

Die Fasern der innersten und der äußersten Muskelschicht des Beckenbodens setzen am Steißbein an, der Verlängerung des Kreuzbeins ins Becken hinein: Dadurch wirken sich Spannkraft beziehungsweise Kontraktionen dieser Muskeln auf die Stellung des Kreuzbeins aus. Werden sie kontrahiert, wird ein dehnender Zug auf das Steißbein, das Kreuzbein und die untere Wirbelsäule ausgeübt – dadurch richten sich das Becken und die Lendenwirbelsäule auf. Fehlt dieser dehnende Zug in Form einer ständig wirkenden Spannkraft, dann kippt das Becken nach vorn ins Hohlkreuz. In vielen Yogahaltungen wird über den Verlauf der Muskulatur so auf das Becken und den unteren Rücken eingewirkt, dass die Wirbelsäule bauchwärts nach innen gezogen wird. Das ist zum Beispiel der

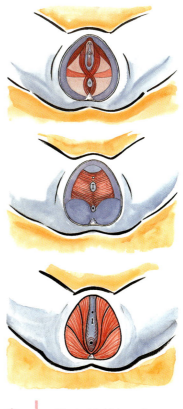

> Die drei Schichten des Beckenbodens: oben die äußere, in der Mitte die mittlere, unten die innerste Schicht.

DIE GRUNDLAGEN DES ÜBENS

Fall, wenn Sie im Stand oder Fersensitz die Arme heben, in eine Grätsche gehen, in die Rückbeuge kommen oder wenn Sie aus der Bauchlage den Oberkörper oder die Beine heben. In all diesen Fällen verhindert die Aktivierung der Muskeln des Beckenbodens, dass der untere Rücken gestaucht wird und Bandscheiben und Nerven unter Druck geraten.

Die gesamte Haltung verbessern

Die innerste Schicht des Beckenbodens ist ganz eng »verschaltet« mit einigen Muskeln, die die Beine in den Hüftgelenken nach außen drehen. So bewirkt die Spannkraft des Beckenbodens, dass die Oberschenkel sich nicht einwärts drehen, was zu X-Beinen und Knick-Senk-Füßen führt. Gerade im aufrechten Stand und in allen Standhaltungen ist somit der Einsatz des Beckenbodens unverzichtbar für den Aufbau der Haltung von den Füßen her. Unterstützend wirkt dabei der Druck der Fersenaußenkanten gegen den Boden. Er bewirkt, dass der Beckenboden aktiviert wird, und vermindert die aktive Muskelarbeit.

Eine neue Erfahrung

Obwohl die Beschäftigung mit dem Beckenboden zunehmend »in Mode« kommt, ist es dennoch gerade in Yogakreisen noch nicht üblich, ihn gezielt beim Üben einzusetzen. So muss man erst einmal lernen, ungewohnte Muskeln zu benutzen und sie dann gleichzeitig mit den Yogahaltungen zu kontrahieren und die Spannung zu halten. Das braucht Zeit, Geduld und Konzentration.

Üben Sie immer wieder, auch wenn es Ihnen zu Beginn etwas viel erscheint. Ihr Rücken wird es Ihnen danken. Und schließlich ist das Anspannen des Afterschließmuskels – »Mula bandha« genannt – eine der wichtigsten Energieübungen des Hatha-Yoga!

TIPP

MULA BANDHA

❯ Kontrahieren Sie die Beckenbodenmuskulatur am Ende der Einatmung. Halten Sie die Kontraktion ruhig atmend so lange, wie Sie in einer Haltung verweilen.

❯ Lösen Sie sie, wenn Sie die Haltung verlassen, sobald kein Druck mehr auf den Lendenbereich ausgeübt wird.

Bewusste Übergänge schaffen

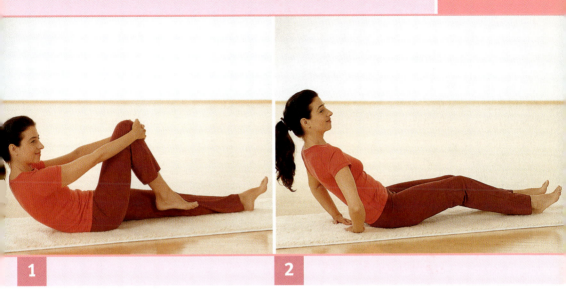

Bewusste Übergänge schaffen

Wenn Sie **vom Sitz in die Rückenlage** kommen wollen, achten Sie darauf, Ihren Rücken so fließend wie möglich abzurollen.

› Sie können dazu im Langsitz ein Bein anbeugen, die Hände gefaltet um das Knie legen und sich langsam nach hinten abrollen. **1** Dabei wirkt das Gewicht der Beine dem des Rumpfes entgegen, sodass es möglich wird, wirklich einen Wirbel nach dem anderen abzulegen. Das ausgestreckte Bein kann auch etwas gehoben werden, wenn das Abrollen dadurch leichter wird.

Wenn die Muskeln Ihres unteren Rückens verspannt sind, werden Sie das Gefühl haben, dass Sie diesen Bereich nur im Ganzen ablegen können. Üben Sie in diesem Fall immer wieder den Schulterbrückenablauf (Seite 61), um im unteren Rücken durchlässiger und geschmeidiger zu werden.

Wenn Sie **von der Rückenlage in den Sitz** kommen wollen, geht das am einfachsten so:

› In der Rückenlage mit ausgestreckten Beinen schieben Sie die Hände unter die Taille, Handflächen auf dem Boden, und drücken sich mit der Kraft der Unterarme und Hände vom Boden weg. **2** So kommt der Rumpf zumeist mühelos in die Vertikale.

DIE GRUNDLAGEN DES ÜBENS

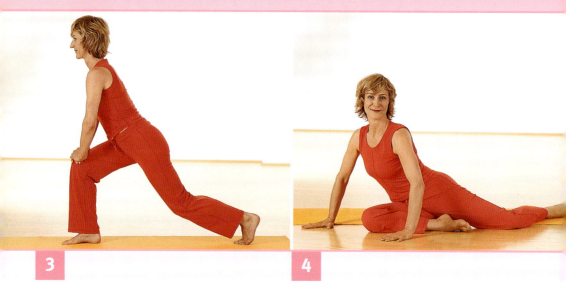

> Wenn Ihr Rücken (zur Zeit) sehr empfindlich ist, dann winkeln Sie in der Rückenlage ein Bein nach dem anderen an und rollen sich auf die linke Seite. Drücken Sie sich mit dem rechten Arm hoch, und führen Sie gleichzeitig Ihren Rumpf nach vorn. Umgekehrt können Sie so auch vom Sitz in die Rückenlage kommen.

Und so können Sie **über den Kniestand aufstehen:**

> Legen Sie im Sitzen die angewinkelten Beine seitlich ab, und kommen Sie hoch in den Kniestand. Stellen Sie den rechten Fuß etwa 40 cm entfernt auf. Legen Sie beide Hände über Kreuz auf das rechte Knie, und stellen Sie die Zehen des linken Fußes auf. **3** Drücken Sie sich mit der Kraft des hinteren Beines und der Arme hoch in den Stand, und holen Sie das hintere Bein heran.

So gelangen Sie **vom Stand in die Rückenlage:**

> Stellen Sie die Füße hüftgelenkbreit und parallel. Beugen Sie die Beine, schieben Sie das Becken etwas nach hinten, und lassen Sie den Rumpf nach vorn sinken, bis der Bauch auf den Oberschenkeln liegt. Stellen Sie die Fingerkuppen – oder die Hände – auf, und bringen Sie ein Knie nach dem anderen zum Boden. Lassen Sie im Vierfüßlerstand das Gesäß neben den Fersen zum Boden sinken **4** , und holen Sie die Beine nach vorn.
> Kommen Sie nun aus der Sitzhaltung in einer der oben angegebenen Versionen vom Sitz in die Rückenlage.

34

EIN WEG IN DIE TIEFE UND IN DIE WEITE

INTERVIEW MIT DORIS ECHLIN

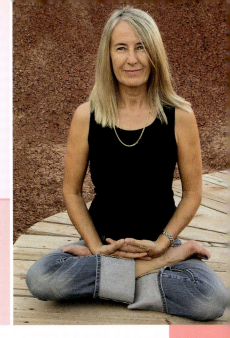

Doris Echlin ist Yogalehrerin und Physiotherapeutin für Neurologie und Sensorische Integration. Sie ist in der Schweiz, in Deutschland und Frankreich aktiv in der Aus-und Weiterbildung von YogalehrerInnen und leitet die »Akademie für Hatha-Yoga«.

Warum hast du dich eigentlich ursprünglich für Yoga interessiert?

Das kann ich nicht genau sagen. Ich hatte einfach eine drängende Intuition, dass ich Yoga machen müsste, so etwas wie einen inneren Ruf. Dieser Wunsch ist jedoch stark geprüft worden, denn ich habe fünf Jahre lang immer wieder neue Versuche mit verschiedenen Yogalehrern und -lehrerinnen gemacht. Dabei ist es jedes Mal bei einer einzigen Versuchsstunde geblieben, denn das, was ich dort erlebte, entsprach einfach nicht meinem inneren Wunsch. Mit 23 bin ich schließlich auf eine Sivananda-Ausbilderin gestoßen, die mich unmittelbar tief bewegt hat. Ich bin ihrem Unterricht dann 10 Jahre lang treu geblieben (3-mal pro Woche) und habe schon nach der ersten Stunde begonnen, daheim zu üben. Endlich hatte ich meinen Zugang zum Yoga gefunden.

Und was hält dich bei der Stange, was interessiert dich immer noch daran?

Für mich ist Yoga nach wie vor wie eine lange Odyssee, deren Ziel die Rückkehr in die eigentliche Heimat ist. Das Gedankensystem, das hinter dem Yoga steht, dessen unendliche Größe, die vielen Inseln, die es zu verstehen gibt – das liebe ich einfach. Und ich liebe auch die unbeschreibbare innere Freiheit, die ich immer wieder neu erfahre. Während sich mein Verständnis und meine Erfahrungen stetig ausweiten, bleibt Yoga als Übungsweg mein konstanter Weg in die Tiefe. Mich zieht es in die Erfahrung des Unbekannten, des Ungehörten, des Ungesehenen, zur Essenz hinter den Kulissen. Ich kenne keinen anderen Weg, der mich mehr ins Lebendige führt.

Übst du heute anders als früher?

Ja, am Anfang habe ich vorwiegend Asanas geübt, obwohl immer auch Elemente von Pranayama und Meditation zur täglichen Praxis gehörten. Inzwischen hat sich die Gewichtung verschoben. Jetzt übe ich hauptsächlich Pranayama, Umkehrhaltungen und Meditation. Denn das tiefere Anliegen des Yoga, seine Inhalte rücken immer mehr in mein Bewusstsein. Und nachdem ich in den ersten 20 Jahren sehr viel Selbsterfahrung durch den Yoga gesammelt habe, steht jetzt die Übertragung ins Leben, sprich in die Außenwelt im Mittelpunkt. Die philosophischen Texte haben mich gepackt und sind zu Leitfäden für diesen anspruchsvollen Schritt geworden.

Also hat dein Leben durch den Yoga eine andere Gewichtung bekommen?

Ja. Mein Leben ist auf dem Weg zur Verinnerlichung, obwohl ich immer noch sehr gefordert bin, in der Außenwelt zu handeln. Im Moment hinterfrage ich meine gesamte Lebenssituation: Wozu möchte ich Energien einsetzen, was ist essenziell? Wo habe ich alte »Missverständnisse« zu klären, wo gibt es Widerstände? Mein tiefstes Anliegen ist es aber, »in dieser Welt, aber nicht nur in dieser Welt« zu leben, meine inneren und äußeren Erfahrungen zusammenzubringen.

Was genau meinst du damit?

Es geht mir um die Verbindung – um das Zwischenfeld – von Innen- und Außenwelt. Ich möchte das, was ich im Innenbereich erlebe und erkenne, aufrechterhalten, wenn ich ins Außenleben gehe – eine große Aufgabe. Nicht zwei getrennt Welten, sondern beide verbinden, und das im Innenraum Erfahrene immer mehr in den Alltag integrieren. Die Erfahrungen überprüfen und übertragen im Kontakt mit anderen, nicht nur fasziniert im inneren Erleben »hängen bleiben«. Es mag paradox klingen, aber je mehr ich in die innere Wahrnehmung eingetaucht bin, desto wichtiger ist der Kontakt zu anderen Menschen geworden. Echte Begegnungen sind wichtig geworden, auch: wirklich etwas schenken zu können – was ich als eine der größten und schwierigsten Aufgaben ansehe,

Was ist dir heute nicht mehr so wichtig?

Techniken und energetische Erfahrungen sind für mich zweitrangig geworden. Früher war ich total fasziniert von den Möglichkeiten und Sinneserfahrungen, die der Yogaweg bietet. Heute sind das einfach interessante Details geworden, Dinge, die sich zeigen. Mehr nicht.

Wenn du dir vorstellst, dass du richtig alt wirst, welche Bedeutung wird dann der Yoga für dein Älterwerden haben?

Sicher wird dann die Körperpraxis wieder wichtiger werden, ganz einfach um die Muskeln zu stärken und Energie aufzubauen. Im Moment zehre ich von meinen vielen Praxisstunden, und mein Körper scheint seine Kraft und Flexibilität von selbst aufrechtzuerhalten. Das hat mir viel Boden und Raum gegeben, um jetzt in den mittleren Jahren die feineren Praktiken zu üben. Natürlich hoffe ich, dass ich bis ins hohe Alter ganzheitlich üben kann. Aber das ist eine Gnade, die man nicht herbeizaubern kann.

Körper und Seele haben ihr eigenes Leben, ihr eigenes Schicksal, genauso wie der Yoga mit allen von uns auch seinen eigenen Weg sucht. Ich wünsche mir, dass ich offen bin für den Weg, wie er kommt. Was ich tun kann, sehe ich primär in der Innenschau, Viveka, bestmögliche Entscheidungen zu treffen und sie zu leben. Wenn mich der Körper und die Vitalität dabei begleiten, werde ich dieses Angebot gerne wahrnehmen.

Welche Hinweise würdest du einem Menschen geben, der gerade mit dem Yoga beginnt?

> Er sollte die Motive offen anschauen, die zu dem Wunsch geführt haben, Yoga machen zu wollen.

> Gut ist es, verschiedene Lehrpersonen auszuprobieren und dann bei der Wahl der inneren Stimme zu vertrauen.

> Und wenn man sich entschieden hat: sich einlassen, überprüfen, was geschieht, und kommunizieren mit der Lehrkraft!

> Wichtig ist, sich weiterhin voll ins Leben einzulassen. Ein zu früher Rückzug aus der äußeren Welt könnte einfach nur ein Fluchtweg sein.

> Ich rate ab von allem Fundamentalistischen. Das Leben ist viel reicher, wenn man für alle Möglichkeiten offen bleibt.

> Und: Ich halte es für besser, der eigenen Kultur treu zu sein, die inneren Gedanken des Yoga zu erproben, aber nicht die kulturelle, hinduistische Form zu übernehmen.

Hast du ein Yogamotto?

Ja: »Wo eng, werde weit – in allen Ebenen des menschlichen Lebens.«
Dieses Motto lässt sich am besten zuerst im Körper erproben und sollte dann unbedingt auf die psychischen und mentalen Bereiche übertragen werden.

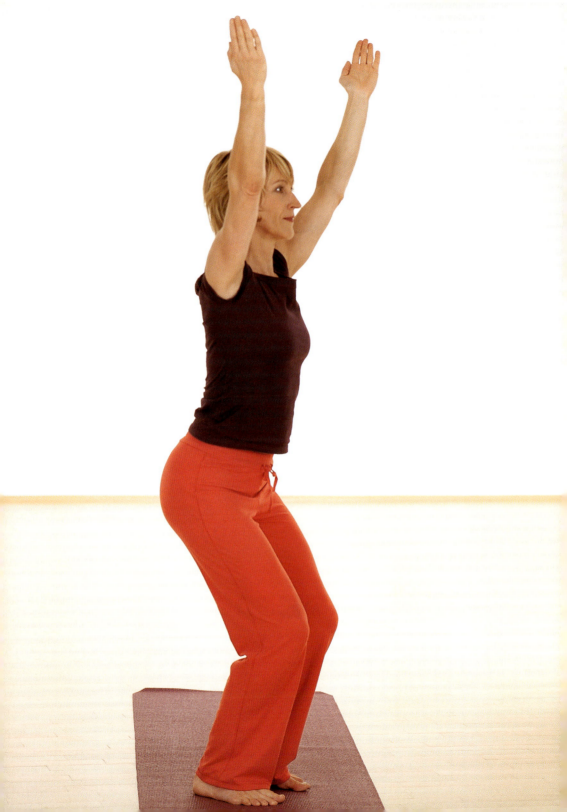

PRAXIS

Mit Yoga
bleiben Sie in Form

Die Yogapraxis bietet Körper und Geist eine
Vielzahl von Möglichkeiten, ihre Aktivität und
Frische zu bewahren. Im Folgenden finden
Sie eine Auswahl bewährter Übungen, die Ihnen
helfen werden, Ihre Beweglichkeit und Kraft
zu stärken, Ihre Atemenergie zu entfalten und
Ruhepunkte zu setzen. Sie werden staunen,
wie sehr Sie mit Yoga Ihr Wohlbefinden verbessern können.

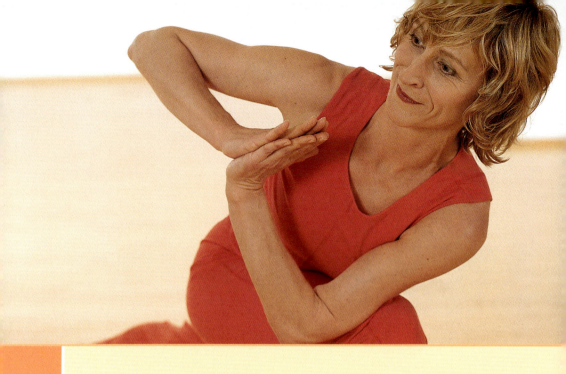

So bleiben Sie beweglich

Mobilisieren Sie Ihre Gelenke

Obwohl heutzutage so viel damit geworben wird, dass das Üben von Bewegungsabläufen und Haltungen des Yoga die Beweglichkeit des Körpers fördert und erhält, ist diese Zielsetzung in den alten Yogatexten nicht zu finden. Erst im 20. Jahrhundert trat die Idee, dass ein gesunder Körper auch ein flexibler Körper sein muss, sowohl in Indien als auch im Westen mehr in den Vordergrund. In Indien wurden eine ganze Reihe von Gelenkübungen entwickelt, die äußerlich durchaus unserer Gymnastik ähneln. Sie basieren jedoch einerseits auf den Erkenntnissen des Ayurveda, der traditionellen indischen Lehre vom gesunden Leben. Andererseits sind sie in der Regel so konzipiert, dass sie den freien Fluss der Lebensenergie – des Prana – im ganzen Körper ermöglichen. Dieser Prana zirkuliert in den feinen Kanälen, die den ganzen Körper wie ein Netz durchziehen (vergleichbar dem chinesischen Meri-

Mobilisieren Sie Ihre Gelenke   PRAXIS

diansystem), allerdings nur, wenn die Gelenke frei und durchlässig sind. Sind die Gelenke blockiert, dann wird auch der Fluss der Lebensenergie blockiert. Blockierungen von Gelenken haben verschiedene Gründe: verspannte Muskeln rund um das Gelenk (besonders häufig entlang der Wirbelsäule), Stoffwechselstörungen (zum Beispiel bei Arthrose, Rheuma, Gicht), Schockzustände der Gelenke in Folge von kleineren und ernsteren Unfällen (die einem noch Jahre später in den Geweben stecken können) und vor allem Bewegungsmangel.

Beginnt man, seine Gelenke rhythmisch und fließend zu bewegen, dann wird der Fluss der Lebensenergie wieder angeregt, und Erscheinungen wie kalte Hände, kalte Füße, durch Mangeldurchblutung bedingte Konzentrationsstörungen und Ähnliches verschwinden nach und nach. Es ist sinnvoll, den Körper von unten nach oben – oder von oben nach unten – durchzubewegen. Dadurch wird der Pra-

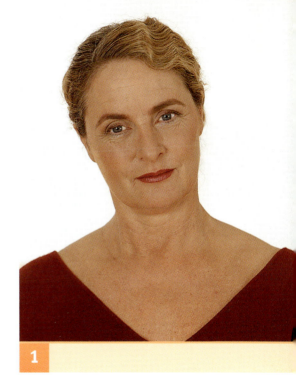

1

na-Strom wieder in Bewegung gesetzt, so als würde man ein Wehr nach dem anderen öffnen und den Durchfluss wieder ermöglichen.

Kopf und Nacken entspannen

> Stellen Sie sich vor, dass Ihr Kopf wie ein Ball auf einer Wassersäule schwebt. Entspannen Sie den Mundraum und das Gesicht und machen Sie mit dem Kopf kleine kreisende Bewegungen. **1**
> Fahren Sie damit so lange fort, bis die Bewegung immer fließender wird – und Ihr Geist stiller.

TIPP

SIE MÜSSEN NICHT AUF DEM BODEN SITZEN

Sie können die Übungen für den oberen Teil des Körpers – und ebenso diverse Beinübungen – auch auf einem Hocker (oder einem Bürostuhl!) sitzend ausführen.

SO BLEIBEN SIE BEWEGLICH

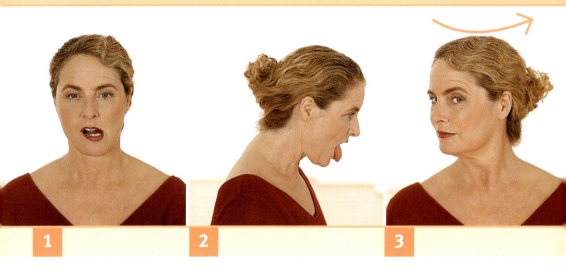

Über den Mundraum den Nacken entspannen

Spannungen in der Mundmuskulatur und der Zungenwurzel, die in der Tiefe des Kehlraums ihren Ursprung hat, können über die tiefe Halsmuskulatur auch den Nacken stark blockieren.

› Lassen Sie Ihre Zunge zunächst ganz entspannt auf dem Mundboden ruhen.
› Bewegen Sie Ihren Unterkiefer möglichst locker nach links und rechts, und lassen Sie ihn in beide Richtungen kreisen. **1**
› Bewegen Sie dann Ihre Zungenspitze um die Zahnreihen herum und versuchen Sie, jeden Winkel mit ihr zu erforschen.
› Dann lecken Sie mit der Zunge um den Mund herum und versuchen, sie dabei möglichst lang werden zu lassen.
› Schließlich lassen Sie die Zunge von der Zungenwurzel aus so entspannt wie möglich weit heraushängen (wie eine Hundezunge). **2** Achten Sie darauf, dass Sie sie nicht herausstrecken, sondern wirklich wie einen Waschlappen hängen lassen.

Im Alltag: Beobachten Sie, wie oft Sie im Laufe des Tages Ihre Zunge gegen den Gaumen drücken beziehungsweise wie oft und wann Sie sie anspannen. Werden Sie sich bewusst, wie Ihr Nacken darauf reagiert!

Augen und Nacken entspannen

› Setzen Sie sich aufrecht hin und erspüren Sie die vertikale Achse Ihres Körpers. Werden Sie sich ihrer besonders im Hals und Kopf bewusst und achten Sie darauf, dass Sie sich auch wirklich an ihr ausrichten.
› Blicken Sie entspannt in die linken Augenwinkel und wenden Sie den Kopf um die Achse nach links, so als würden die Augen ihn dorthin ziehen. **3**

Mobilisieren Sie Ihre Gelenke   PRAXIS

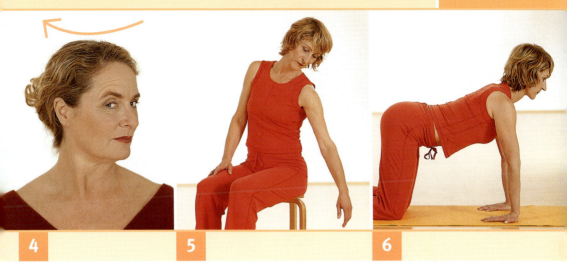

4   5   6

> Blicken Sie dann in die rechten Augenwinkel und wenden Sie den Kopf nach rechts. **4** Fahren Sie damit fort, indem Sie immer zuerst die Augen bewegen und dann den Kopf folgen lassen.

Spannung in den Schultergelenken lösen

> Stellen oder setzen Sie sich so hin, dass die Arme ungehindert hängen können.
> Verlagern Sie das Gewicht etwas nach links, wodurch der linke Arm etwas tiefer hängt. Lassen Sie ihn ganz entspannt aus seinem Schultergelenk heraus hängen und beschreiben Sie mit ihm kleine Kreise. **5** Dabei sollte die Empfindung entstehen, dass der Arm immer schwerer (und vielleicht auch länger) wird. Fahren Sie damit einige Minuten fort.
> Vergleichen Sie in einer kurzen Zwischenpause, wie sich Ihre linke und Ihre rechte Schulter anfühlen und wie weit ihr Abstand von den Ohren ist. Wahrscheinlich wird Ihnen eine Schulter höher als die andere erscheinen.
> Üben Sie genauso mit dem rechten Arm.
> Spüren Sie anschließend in beiden Schultern nach.

Die Innenseiten der Unterarme dehnen

> Kommen Sie in den Vierfüßlerstand, und drehen Sie die Hände so, dass die Fingerspitzen zu den Knien weisen. Versuchen Sie, Ihre Handflächen möglichst flach an den Boden zu schmiegen. **6**
> Ist die Dehnung an den Innenseiten der Unterarme noch zu sanft, dann bewegen Sie Ihr Gesäß Richtung Fersen, ohne die Handflächen vom Boden zu lösen.
> Spüren Sie anschließend mit den Händen im Schoß nach.

SO BLEIBEN SIE BEWEGLICH

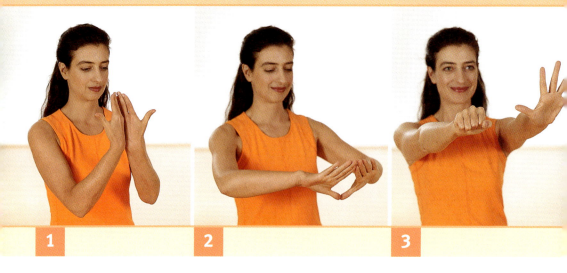

Spannung in den Handgelenken lösen

› Legen Sie beide Handflächen vor der Brust aneinander. Drehen Sie sie dann nach außen, sodass die Daumen über außen nach vorn wandern und die Handrücken aneinander liegen. **1**
› Drehen Sie nun die Hände so, dass die Fingerspitzen über innen (körperwärts), nach unten, vorn **2** und wieder nach oben weisen, wodurch die Handflächen wieder zusammenkommen.
› Fahren Sie damit fort und lassen Sie eine möglichst fließende Bewegung entstehen.
› Wechseln Sie von Zeit zu Zeit die Drehrichtung, und achten Sie darauf, dass die Hände zu jedem Zeitpunkt dieser Bewegung Kontakt zueinander halten.
› Spüren Sie anschließend in den Händen und Handgelenken nach.

Die Hände beleben

› Strecken Sie die Arme nach vorn und machen Sie mit der einen Hand eine Faust, während Sie die Finger der anderen Hand weit gespreizt nach vorn strecken – und das im schnellen Wechsel. **3**
› Fahren Sie damit fort und lassen Sie eine möglichst kraftvolle Bewegung entstehen.
› Spüren Sie anschließend in den Händen nach.

Kleine Hilfe: Machen Sie diese Übung immer dann im Laufe des Tages, wenn Sie kalte Hände haben oder wenn Sie länger am Computer sitzen. Das schnelle Öffnen und Schließen der Hände regt die Durchblutung ganz wunderbar an!

Mobilisieren Sie Ihre Gelenke | **PRAXIS**

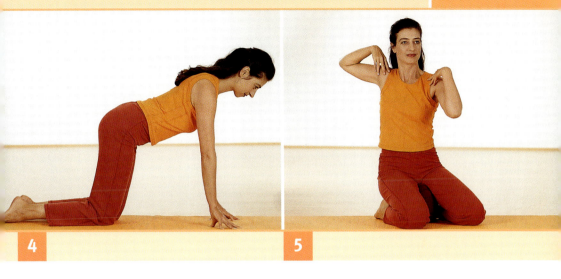

Die Hände kräftigen

› Kommen Sie in den Vierfüßlerstand, und stellen Sie Ihre Hände auf die Fingerspitzen. Halten Sie die Finger ganz durchgedrückt, sodass beide Hände wie kleine Zelte stehen. **4**
› Üben Sie kraftvoll Druck mit den Fingerspitzen gegen den Boden aus, bis Ihre Hände sich ganz warm anfühlen.
› Spüren Sie anschließend in den Händen nach.

Kleine Hilfe: Achten Sie darauf, dass Sie Ihre Finger ganz durchgedrückt halten und dass sie nicht in den Gelenken abknicken oder sich durchbiegen. Das wird Ihnen mit zunehmendem Üben immer leichter fallen. Und: Auch diese Übung schenkt schnell warme Hände!

Den Brustkorb mobilisieren

› Kommen Sie in einen bequemen und aufrechten Sitz, und legen Sie die Hände auf die Schultern.
› Ziehen Sie den linken Arm an den Körper heran, heben Sie den rechten Ellenbogen. Führen Sie den rechten Arm im Schultergelenk weit nach hinten und den linken nach vorn. Dadurch entsteht eine Bewegung wie beim Rückenkraulen. **5**
› Fahren Sie damit eine Weile fort, und achten Sie darauf, dass Brustkorb und Wirbelsäule der Bewegung der Arme folgen, sodass eine Drehung entsteht.
› Halten Sie inne, wenn Sie sich ganz warm und belebt fühlen, und spüren Sie anschließend im Brustkorb nach.

SO BLEIBEN SIE BEWEGLICH

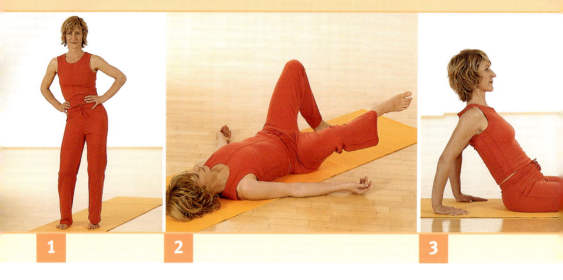

1　　　2　　　3

Das Becken mobilisieren

> Kommen Sie in den Stand, stellen Sie die Füße parallel und etwa beckenbreit, und legen Sie die Hände seitlich an die Taille.
> Machen Sie kreisende Bewegungen mit dem Becken – so als würden Sie einen Hula-Hoop-Reifen bewegen –, und halten Sie den Oberkörper, die Knie und Füße dabei möglichst ruhig. 1
> Wechseln Sie von Zeit zu Zeit die Drehrichtung, und versuchen Sie, möglichst fließende und »runde« Bewegungen entstehen zu lassen. Fahren Sie damit eine Weile fort.
> Spüren Sie anschließend im Becken nach.

Die Gelenke des Beckens beweglich halten

> Kommen Sie in die Rückenlage. Stellen Sie das linke Bein angebeugt auf und nehmen Sie das rechte Bein an den Bauch.
> Führen Sie es nun angebeugt weit zur rechten Seite, ohne dass das linke Becken den Boden verlässt. 2
> Dann strecken Sie es langsam dicht über dem Boden aus, führen Sie es zur Mitte und ziehen Sie es langsam wieder an den Bauch.
> Wiederholen Sie diese langsame, ellipsenförmige Bewegung einige Male. Es ist möglich – aber nicht gefährlich –, dass es dabei in den Gelenken des Beckens kräftig rumpelt.
> Bevor Sie die Seite wechseln, vergleichen Sie in der Rückenlage mit ausgestreckten Beinen, wie Sie Ihre beiden Körperseiten wahrnehmen. Führen Sie die Bewegung dann mit dem linken Bein aus.
> Werden Sie sich anschließend bewusst, wie Ihre Beine nun aufliegen und wie Sie Ihren Rücken wahrnehmen.

Mobilisieren Sie Ihre Gelenke   PRAXIS

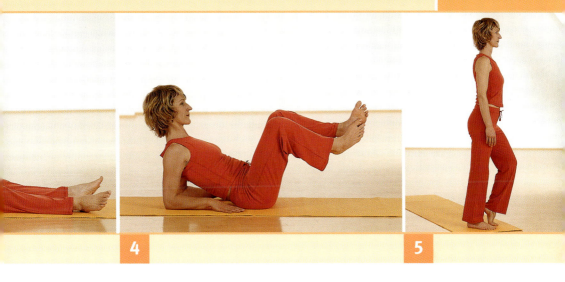

Fußgelenke und Beine mobilisieren

› Kommen Sie in den Sitz, strecken Sie beide Beine leicht gegrätscht nach vorn, und stützen Sie sich mit den Händen hinter dem Becken ab (ohne dadurch mit den Schultern einzusinken).
› Führen Sie Ihre Füße in kreisenden Bewegungen über außen nach unten und über innen nach oben. 3
› Fahren Sie damit einige Minuten fort, immer in derselben Drehrichtung.
› Spüren Sie in den Beinen nach.

Den ganzen Körper über die Fußsohlen anregen

› Im Sitzen stützen Sie sich rücklings auf die Unterarme. Heben Sie die Füße und legen Sie die Fußsohlen aneinander.
› Reiben Sie die Fußsohlen – wie Sie Ihre Handflächen aneinander reiben würden.

Achten Sie darauf, dass Ihre Fußaußenkanten im Kontakt bleiben. 4
› Fahren Sie damit fort, bis Ihre Füße ganz warm und durchblutet sind.
› Spüren Sie anschließend im Sitz oder in der Rückenlage nach.

Zehengelenke mobilisieren

› Kommen Sie in den Stand und stellen Sie Ihre Füße hüftgelenkbreit und parallel.
› Heben Sie abwechselnd die rechte und die linke Ferse, sodass der Fuß auf den Zehen steht. Lassen Sie alle Zehen am Boden. Führen Sie die Bewegung etwas zur Mitte hin aus, als wollten Sie vor allem den Großzeh belasten – so führen Sie Ihren Fuß in einer geraden Achse. 5
› Fahren Sie damit einige Minuten in Ihrem Tempo fort.
› Spüren Sie anschließend nach, wie Sie sich nun im Stand erleben.

47

Heizen Sie sich ein mit Kundalini-Yoga

Der Kundalini-Yoga wurde erst in den späten sechziger Jahren des letzten Jahrhunderts von Yogi Bhajan aus Indien in die USA eingeführt, wo er schnell einen Siegeszug antrat, sodass er dort heute zu den führenden Yogatraditionen zählt. Für diesen Yogastil sind schnelle und vor allem lang andauernde Bewegungsabläufe typisch, die oft zu rhythmischer indischer Musik geübt werden.

»Tapas« – die reinigende Kraft

Sehr bald werden Sie merken, dass Ihnen bei Kundalini-Übungen warm oder sogar richtig heiß wird. Diese Hitze wird im Yoga »Tapas« genannt und ist ein äußerst erwünschter Effekt unseres Übens.
Für die Yogis ist Tapas vor allem eine Art klärendes Feuer, in dem die Schlacken des Körpers verglühen. Das Feuer wird durch den starken und intensiven Atem angefacht, der sich während des Übens einstellt oder den man bewusst verstärkt. Viele dieser Übungen sind sehr rhythmisch und laden damit den Atem ein, denselben kraftvollen Takt anzunehmen. Entsprechend wird diese Atemform »Feueratem« genannt – sie heizt also noch mal zusätzlich ein.
Selbstverständlich werden durch diese Übungen auch das den Yogis so wichtige Verdauungsfeuer und der Kreislauf optimal angeregt. Bei regelmäßigem Üben verschwinden Verdauungsprobleme oder niedriger Blutdruck häufig schon nach kurzer Zeit auf Nimmerwiedersehen.
› Das gilt besonders dann, wenn Sie nach und nach die Übungsdauer verlängern. Im Kundalini-Yoga sind Übungszeiten von mindestens drei Minuten normal und sogar 15 Minuten keine Seltenheit. Auf diese Weise entstehen Ausdauer und etwas, das sonst nicht als typisch für den Yoga gilt: Kondition!

Bewegung beruhigt den Geist

Da viele der Kundalini-Yogaübungen so stark rhythmisch angelegt sind, helfen sie dadurch schon, den Geist mit seinem

WICHTIG

SEIEN SIE VORSICHTIG MIT DIESEN ÜBUNGEN …

… wenn Sie sehr hohen Blutdruck haben. Üben Sie dann nur »mit halber Kraft« und nicht sehr lang.
… wenn Sie starke Rückenbeschwerden haben. Üben Sie dann langsamer und so gelöst wie möglich.
… wenn Ihnen öfter schwindelig is Klären Sie bitte die Ursachen mit Ihrem Arzt ab.

Heizen Sie sich ein mit Kundalini-Yoga **PRAXIS**

ständigen Gedankenfluss »abzuschalten« und stattdessen spürend, bewegend, atmend und dranbleibend zunehmend in den gegenwärtigen Moment – das *Jetzt* – einzutauchen.

Das gilt noch vermehrt für Übungen, bei denen Arme und Beine gekreuzt werden, die also ein hohes Maß an Koordination verlangen. Sobald ein Gedanke auftaucht, »stolpert« die Bewegung. Gibt man sich ihr jedoch hin und wird mehr und mehr zu dieser Bewegung – anstatt sie zu »machen« –, dann schaltet der Geist zunehmend ab und nutzt diese Pause, um sich zu regenerieren.

Spüren Sie Ihre Lebensenergie

Wenn Sie merken, dass Sie die Übung wirklich beenden sollten, weil Sie nicht mehr können, werden Ihnen in der anschließenden Ruhephase die »Früchte Ihres Tuns« geschenkt.

Meist fühlt man sich nicht nur warm und wohl, sondern man spürt das lebendige Pulsieren und Strömen der Lebensenergie im ganzen Körper. Und diese Lebendigkeit dokumentieren Ihre leicht geröteten Wangen, Ihr strahlender Blick und die Aura von Ruhe und Energie, die einen nach einer guten, langen Kundalini-Yogaübung umgibt … Deshalb lohnt es sich, über den ersten Impuls hinwegzugehen, der möchte, dass Sie aufhören, und noch etwas weiterzumachen.

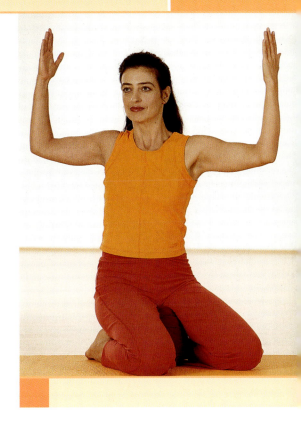

Um die innere Achse schwingen

› Kommen Sie in einen aufrechten und vor allem stabilen Sitz Ihrer Wahl. Lassen Sie sich nieder und verwurzeln Sie sich über das Becken tief im Boden.

› Werden Sie sich Ihrer vertikalen Achse bewusst, die Sie vom Beckenboden bis zum Scheitelpunkt durchzieht. Wandern Sie einige Male im Geiste an dieser Achse im Rhythmus Ihres Atems hinauf und hinunter, bis Sie sie ganz deutlich spüren.

› Heben Sie die Arme in die Kerzenleuchterhaltung und entspannen Sie die Schultern.

SO BLEIBEN SIE BEWEGLICH

- Beginnen Sie, um Ihre innere Achse herum zu schwingen. Lassen Sie die Bewegung im Inneren entstehen und sich nach außen fortsetzen. (Foto Seite 49)
- Entspannen Sie Ihr Gesicht und vor allem den Mundraum, damit der Nacken durchlässig werden und der Kopf sich der Bewegung anpassen kann.
- Atmen Sie ruhig weiter – oder immer zur einen Seite ein und zur anderen aus.
- Fahren Sie damit mindestens eine Minute lang fort und finden Sie Ihren Rhythmus! Erweitern Sie allmählich die Übungsdauer auf 3 bis 5 Minuten.
- Spüren Sie anschließend im Sitz nach und werden Sie sich bewusst, wie die Lebensenergie (Prana) Sie nun durchströmt und wie tief und frei Ihr Atem geworden ist.

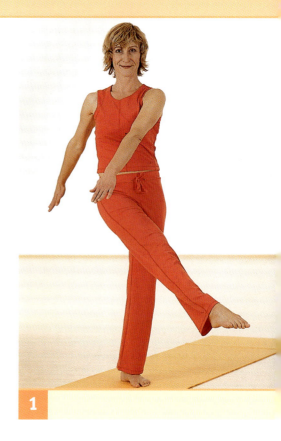

1

Schwingen Sie sich ein

- Kommen Sie in den Stand. Stellen Sie die Füße beckenbreit und zueinander parallel. Sie brauchen nun reichlich Platz rundum!
- Stellen Sie den rechten Fuß etwas weiter nach hinten und außen. Führen Sie beide Arme nach links. Atmen Sie ein.
- Schwingen Sie das rechte Bein gestreckt nach links und die Arme nach rechts unten. Atmen Sie dabei kraftvoll aus. **1**
- Stellen Sie einatmend den rechten Fuß zurück und lassen Sie die Arme nach links zurückschwingen.
- Fahren Sie damit fort und finden Sie Ihren Rhythmus für Atem und Bewegung. Je rhythmischer Sie sich bewegen, desto müheloser wird die Übung und desto länger können Sie sie fortsetzen.
- Wenn Sie merken, dass es reicht, halten Sie inne und spüren kurz nach.
- Wiederholen Sie die Übung, indem Sie das linke Bein nach rechts schwingen und die Arme nach links kreuzen lassen.

Kleine Hilfe: Sie haben Mühe mit der Koordination? Beginnen Sie ganz langsam, versuchen Sie es immer wieder, lassen Sie sich nicht entmutigen! Ihr Gehirn lernt bei jedem Versuch – bis Sie »den Dreh raushaben«!

Heizen Sie sich ein mit Kundalini-Yoga   PRAXIS

Schwingen Sie sich ein
Die kraftvolle Variante

> Kommen Sie in den Stand. Stellen Sie die Füße beckenbreit und parallel zueinander. Achten Sie darauf, dass Sie reichlich Platz um sich herum haben!
> Heben Sie beide Arme nach links oben, und stellen Sie den rechten Fuß etwas mehr nach hinten und außen.
> Lassen Sie Ihre Arme nun ganz frei über vorn nach rechts oben schwingen, und schwingen Sie gleichzeitig das rechte Bein angebeugt nach links vorn hoch, sodass die Arme und das Bein sich überkreuzen.
2 Beugen Sie dabei Ihr Standbein ein wenig, so als würden Sie einen Miniknicks machen (das tut dem unteren Rücken gut).
> Wenn Ihre Arme nach links oben zurückschwingen, kehrt der rechte Fuß zum Boden zurück und das Standbein wird wieder gestreckt.
> Fahren Sie damit im Rhythmus Ihres Atems fort, bis Sie sich ganz warm und durchströmt fühlen. Halten Sie dann inne und spüren Sie nach.
> Nach einer kurzen Pause wiederholen Sie die Übung so, dass nun die Arme zuerst nach links oben schwingen und dabei das rechte Bein kreuzen, das mit dem Knie in Richtung linke Schulter schwingt.
> Werden Sie sich anschließend bewusst, wie intensiv und kraftvoll die Lebensenergie Sie nun durchströmt.

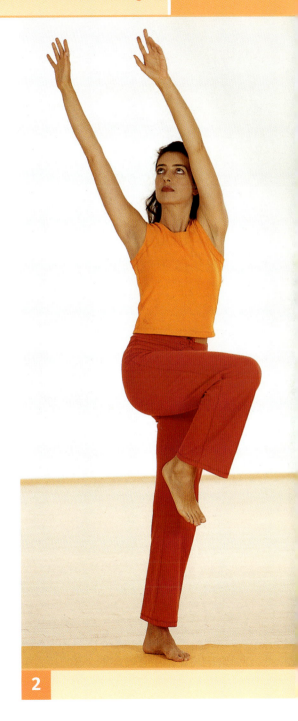

2

SO BLEIBEN SIE BEWEGLICH

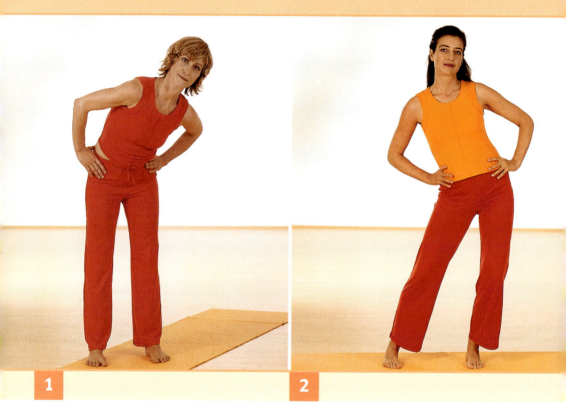

Lassen Sie den Oberkörper kreisen

> Stellen Sie im aufrechten Stand die Füße beckenbreit und parallel zueinander.
> Stützen Sie die Hände seitlich an die Hüften, und beschreiben Sie große Kreise mit dem Oberkörper. **1** Entspannen Sie dabei so weit wie möglich Gesicht und Mundraum.
> Wechseln Sie von Zeit zu Zeit die Drehrichtung, damit Ihnen nicht schwindelig wird. Fahren Sie damit 1 bis 2 Minuten fort.
> Spüren Sie anschließend im Stand nach und werden Sie sich der Empfindungen in Ihrem Brustraum bewusst.

Lassen Sie das Becken kreisen

> Im aufrechten Stand stellen Sie die Füße beckenbreit und parallel zueinander.
> Stützen Sie die Hände seitlich an die Taille und beschreiben Sie große Kreise mit dem Becken. **2**
> Wechseln Sie von Zeit zu Zeit die Drehrichtung, die Geschwindigkeit und die Größe der Kreise. Bewegen Sie sich so fließend und geschmeidig wie möglich. Fahren Sie damit 1 bis 2 Minuten lang fort.
> Spüren Sie in der Standhaltung nach und werden Sie sich der Empfindungen in der Basis Ihres Körpers bewusst.

Heizen Sie sich ein mit Kundalini-Yoga   **PRAXIS**

Lassen Sie los, was Sie beschwert

> Im aufrechten Stand stellen Sie die Füße beckenbreit und parallel zueinander.
> Falten Sie die Hände und heben Sie einatmend die Arme. **3**
> Lassen Sie die Arme nach unten schwingen, zwischen den Beinen hindurch, und beugen Sie diese dabei leicht an. **4** Atmen Sie zugleich kraftvoll aus – wenn Sie möchten mit einem »Ho« oder »Ha«.
> Schwingen Sie einatmend wieder hoch und heben Sie die Arme. Lassen Sie sich dabei vom Schwung der Arme und aus der Kraft der Beine aufrichten.
> Fahren Sie mit der Bewegung – die etwas ans Holzhacken erinnert – in Ihrem Atemrhythmus fort. Lassen Sie mit jedem Ausatem, jedem »Ho« oder »Ha«, das los, was Sie beschwert.
> Wenn Sie merken, dass es Ihnen reicht, halten Sie inne und spüren nach, wie Sie sich nun in Ihrem Körperraum erleben und wie Sie Ihren Atem erfahren.

Wichtig: Beugen Sie bei dieser schnellen Vorbeuge unbedingt immer die Beine genügend an, um den Rücken zu schützen!

Kleine Hilfe: Wenn Sie sehr empfindlich im Rücken sind, dann machen Sie die Übung nicht ganz so schwungvoll, und lassen Sie vor allem über Ihren Atem los.

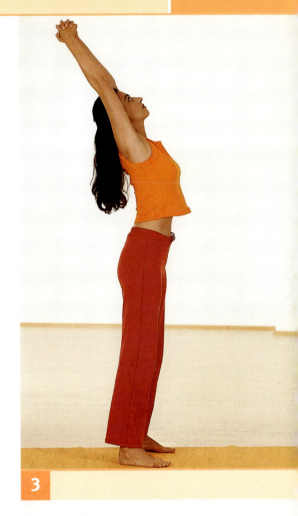

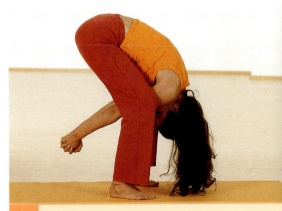

Schaffen Sie den Hüftgelenken Spielraum

> Kommen Sie in den Vierfüßlerstand und achten Sie darauf, dass Sie Platz hinter sich haben, um ein Bein auszustrecken.
> Ziehen Sie das rechte Bein unter den Bauch, und bewegen Sie Stirn und Bauch ausatmend aufeinander zu. **1**
> Schwingen Sie einatmend das Bein weit nach hinten und oben. **2** Bewegen Sie ausatmend Knie und Stirn wieder aufeinander zu.
> Fahren Sie damit im Rhythmus Ihres Atems fort, und wechseln Sie nach einer Weile hinüber zum linken Bein.

AGNI – DAS VERDAUUNGSFEUER

Der Verdauungskraft wird im Yoga ganz große Bedeutung zugemessen (Seite 92). Brennt Agni gut, dann sind wir gesund und es geht uns gut. Bei den meisten Menschen schwächt es sich mit zunehmenden Alter ab, wodurch der Darm unbeweglich und träge wird. Die schnellen Bewegungen der Übung »Regen Sie das Verdauungsfeuer an« bringen ihn wieder auf Trab. Im Übrigen sind die meisten Hatha-Yoga-Übungen tendenziell Agni-anregend.

> Spüren Sie anschließend im Sitz oder in der Rückenlage nach und werden Sie sich bewusst, wie warm und durchströmt Sie sich jetzt fühlen und wie tief und angeregt Ihr Atem geworden ist.

Wichtig: Machen Sie diese Bewegung nicht, wenn Sie sehr empfindlich im Rücken sind!

Regen Sie Ihr Verdauungsfeuer an

> Kommen Sie in die Rückenlage, und ziehen Sie ein Bein nach dem anderen an den Bauch. Legen Sie die Arme neben den Körper oder um den Kopf herum.
> Strecken Sie die Beine nach oben aus, und senken Sie dann abwechselnd in einem schnellen Rhythmus mal das eine, mal das andere Bein gestreckt bis fast zum Boden ab. **3**
> Fahren Sie damit fort, bis Sie spüren, dass Ihr Bauch ganz warm geworden ist.
> Spüren Sie anschließend im Bauchraum nach.

Wichtig: Wenn Sie empfindlich im Rücken sind, dann senken Sie die Beine weniger weit ab.

Heizen Sie sich ein mit Kundalini-Yoga   **PRAXIS**

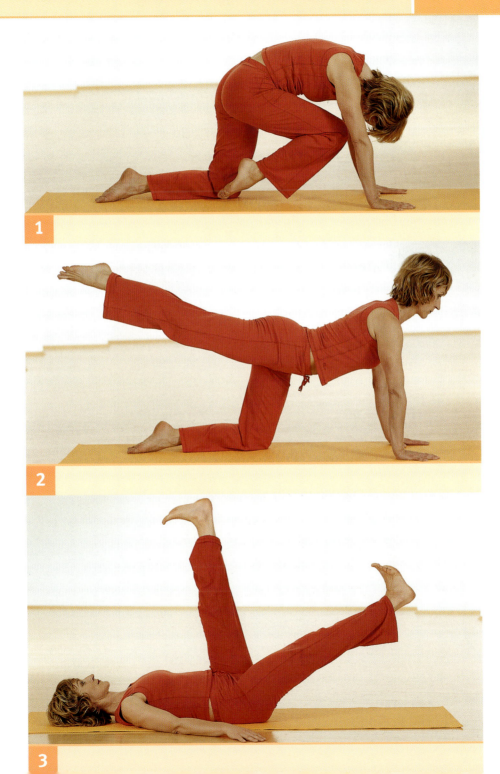

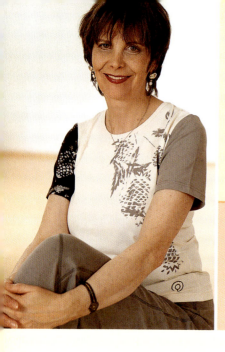

TUN UND LASSEN INS GLEICHGEWICHT BRINGEN

INTERVIEW MIT ANGELIKA NEUMANN

Angelika Neumann unterrichtet Yoga seit 1986. Als Heilpraktikerin und Ayurvedatherapeutin verbindet sie den klassischen Yoga mit der alt-indischen Heilkunst. Entspannungstechniken und Anti-Stress-Strategien sind ein wichtiger Aspekt ihres Unterrichts.

> **Wie bist du zum Yoga gekommen?**

Ich war damals sehr gestresst, hatte zu wenig Bewegung. Und wenn ich abends nach Hause kam, konnte ich nicht gut ab- und umschalten. Manchmal hatte ich Schlafstörungen und oft Rückenprobleme, vor allem aber häufig ein Gefühl von Unausgefülltsein und Sinnlosigkeit. Ich probierte Tai-Chi, Autogenes Training, Rückengymnastik aus – was mir durchaus half. Irgendwann habe ich mich zu einem Yogakurs angemeldet und sehr schnell gespürt, dass im Yoga viele Aspekte zusammenkommen: die Körperübungen, der Atem, die Konzentration. Meinem Rücken ging es nach und nach besser, ich fühlte mich insgesamt einfach wohler. Ich war begeistert, dass Yoga so vieles abdecken kann, und bin regelmäßig zweimal wöchentlich in einen Yogakurs gegangen.

Mein erster Lehrer, Leopoldo Charirase, hat mich sehr inspiriert und das Interesse geweckt, mehr über den Yoga, auch die zugrunde liegende Philosophie zu erfahren. Ich habe Seminare besucht und schließlich eine Yogalehrerausbildung gemacht, erst einmal nicht, um Yogalehrerin zu werden, sondern um in einer Gruppe von Gleichgesinnten mehr über Yoga zu lernen.

Was hat sich seitdem verändert?

Yoga hat mein Leben ungemein bereichert und es in völlig andere Bahnen gelenkt. Nach wie vor tun mir die Asanas einfach gut, und es geht mir körperlich sehr viel besser, wenn ich sie übe. Heute weiß ich aber: Ich muss keine schwierigen Asanas üben, um meine Gesundheit zu unterstützen, mich wohl zu fühlen und zu mehr innerer Ruhe und Einsicht zu kommen. Inzwischen ist der Atem für mich sehr wichtig geworden. Ich entdecke ihn immer mehr als Kraftquelle – und als einfaches, probates Mittel im Alltag, um mit Stress besser umgehen zu können. Überhaupt ist es mir wichtig, den Yoga auch im Alltag zu leben, also die Qualität der Achtsamkeit, Präsenz, Langsamkeit und Bewusstheit, die ich in der Yogapraxis erlebe. So entdecke ich übrigens immer mehr die Qualität der Einfachheit, kann mich erfreuen an einfachen Dingen.

Hat dein Üben dadurch auch eine andere Qualität bekommen?

Ja, ich übe heute viel achtsamer und gehe liebevoller mit meinen eigenen Unzulänglichkeiten und Grenzen um. Ich freue mich über das, was geht, und habe gelernt, meine eigenen Möglichkeiten zu erkennen und zu nutzen. In diesem Sinne ist Yoga ist für mich vor allem Selbsterfahrung.

Welche Bedeutung hat der Yoga für dich beim Älterwerden?

Weiterhin die Energie in Fluss zu bringen, der Gesundheit etwas Gutes tun. Innerlich und äußerlich beweglich zu bleiben, mich vital und kraftvoll zu fühlen. Die große Kraft des Atems zu nutzen, um gesundheitlich und geistig noch möglichst lange fit zu sein. Aber auch zu akzeptieren, dass die Kraft schwindet, Dinge nicht mehr so leicht gehen, Wünsche nicht mehr erfüllbar sind. Und die Möglichkeiten nutzen und sich an ihnen erfreuen. Letztlich auch den eigenen Tod als Bestandteil des Lebens zu akzeptieren, der mich lehrt, jeden Tag als kostbares Geschenk anzunehmen. Ich stelle mir vor, dass die Meditation einen immer größeren Schwerpunkt einnehmen wird. Die Entwicklung von Herzensqualitäten, um die es auf dem spirituellen Weg letztlich geht, wie Liebe, Mitgefühl und Gelassenheit. Diese Qualitäten in mein Leben und das anderer zu bringen, kann mich zu mehr Freude und Selbstvertrauen führen.

Was würdest du einem Yoga-Anfänger raten?

Probiere anfangs verschiedene Lehrer aus, dann entscheide dich für einen und bleibe bei ihr oder ihm. Übe kontinuierlich, nimm dir Zeit dafür und schaff dir einen Ort, an dem du üben kannst. Beobachte, ob dein Leben, dein Alltag etwas leichter wird. Kannst du besser mit Schwierigkeiten umgehen? Dies wäre der Indikator dafür, ob das Üben passt oder nicht. Und: Übe mit Freude und Begeisterung. Sei offen und neugierig.

Hast Du ein Yogamotto?

»Tun und Lassen ins Gleichgewicht bringen.«

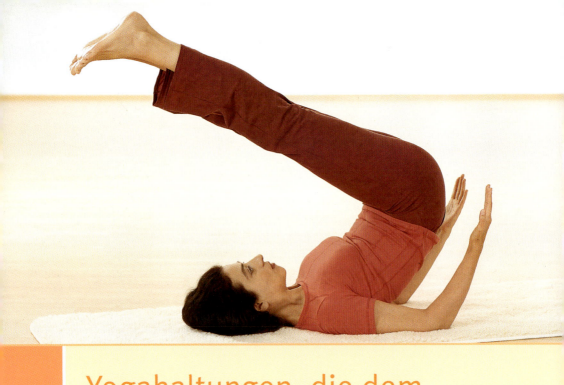

Yogahaltungen, die dem Altern entgegenwirken

Umkehrhaltungen

Seit der Yoga als Körperübungssystem im Westen bekannt geworden ist, wird der Kopfstand – neben dem Lotossitz – als die typische Yogahaltung angesehen. Das ist inzwischen zwar ein Vorurteil, da nur in wenigen Kursen tatsächlich der Kopfstand eingeübt wird, aber die Tatsache, dass diese Haltung so unangefochten das Symbol des Yoga bleibt, sagt vor allem etwas über den hohen Stellenwert der Umkehrhaltungen aus.

Einmal alles auf den Kopf stellen

Egal, welche der vielen Umkehrhaltungen Sie üben – immer werden Sie dabei Ihren Bauch höher als Ihren Kopf halten. Ihr Kopf, der sonst in luftigen Höhen unterwegs ist, ruht jetzt auf der Erde. Und die Knie (in der Schulterbrücke), das Gesäß (im Hund) oder die Füße (im Schulter- oder Kopfstand) sind jetzt oben in der Luft. Schon dadurch wird eine Umkehrhaltung zur perfekten »Anti-Alltags-Haltung«, denn normalerweise haben wir ja immer entweder die Füße am Boden oder das Gesäß auf einer Sitzfläche, während der Kopf als höchster Punkt versucht, im Getriebe des Alltags den Überblick zu behalten. Alles das wird im wahrsten Sinne des Wortes »auf den Kopf gestellt«! Unser Blickwinkel ändert sich und alles erscheint in einer ungewohnten Perspektive – was Ihnen schon der Blick auf Ihre Möbel klarmachen kann, wenn Sie in einer Umkehrhaltung auf dem Boden liegen.

Umkehrhaltungen als Mittel ewiger Jugend

Einer der wichtigsten Grundlagentexte des Hatha-Yoga, die im 16. Jh. verfasste Hatha-Yoga-Pradipika, bemerkt zur Umkehrhaltung *(viparita karani mudra)*: »Nachdem man diese Haltung sechs Monate regelmäßig geübt hat, verschwinden Falten und graue Haare. Jemand, der dies jeden Tag drei Stunden übt, ist Sieger über den Tod.« (Kap. 3, Vers 82) Das klingt erstaunlich, ist aber nur eingeschränkt wörtlich zu nehmen. Tatsächlich beeinflusst das regelmäßige Üben von Umkehrhaltungen die Durchblutung der Gesichts- und der Kopfhaut sehr günstig, wodurch das Gesicht hinterher rosig und frisch aussieht. Da das Erscheinen grauer Haare genetisch bedingt ist, wird auch der tägliche Kopfstand sie nicht aufhalten können. Aber er kann bewirken, dass die Haare gesund und kräftig

bleiben und dass es Ihnen nicht mehr so viel ausmacht, dass sie die Farbe geändert haben.

Was nun das »Besiegen des Todes« angeht, so dachte der Autor dieses alten Textes mehr an die Angst vor Alter und Tod, die allen Menschen innewohnt, als tatsächlich gleich ans Sterben. Er geht davon aus, dass ein Mensch, der es schafft, jeden Tag über einen längeren Zeitraum seinen Standpunkt und seine Perspektive zu ändern, damit anders umgehen wird. Seine Sichtweise auf den Tod wird sich ändern, wenn er sich immer wieder »auf den Kopf stellt« – davon sind die Yogis überzeugt –, und er wird seiner Angst gelassener begegnen können.

Alle Wirkungen der Umkehrhaltungen sind am Beginn des Übens sehr stark ausgeprägt – sodass zum Beispiel anschließend Ihr Gesicht ganz rot sein kann. Mit zunehmendem Üben passt sich der Körper aber der veränderten Situation an, und die Wirkungen sind nicht mehr so deutlich sichtbar.

❯ Beginnen Sie deswegen mit einer kurzen Übungsdauer, indem Sie am besten die Übung im Rhythmus Ihres Atems einnehmen und verlassen. Nach einigen Wochen können Sie die Übungen einige Atemzüge lang halten. Je öfter Sie eine Übung wiederholen, desto länger werden Sie in ihr verweilen können. Versuchen Sie nach Möglichkeit, dahin zu kommen, wenigstens eine Umkehrhaltung über

YOGAHALTUNGEN, DIE DEM ALTERN ENTGEGENWIRKEN

WICHTIG

MIT BEDACHT ÜBEN

SIE SOLLTEN KEINE UMKEHRHALTUNGEN ÜBEN …

… bei stark erhöhtem Blutdruck.
… bei erhöhtem Augeninnendruck, Grünem Star oder Netzhautablösung.
… bei Entzündungen im Kopfraum.
… bei starkem Tinnitus.
… bei akuten Beschwerden der Halswirbelsäule (Bandscheibenvorfall oder Ähnliches).
… wenn in Folge arterieller Verschlusskrankheiten Emboliegefahr besteht.
… während eines Migräneanfalls.
… wenn Ihre Nebenhöhlen verstopft sind und ein Druckschmerz auftritt.

ACHTEN SIE GENAU AUF DIE REAKTIONEN IHRES KÖRPERS …

… während der Monatsblutung.
… bei Kopfschmerzen.
… falls Sie Beschwerden in der Halswirbelsäule haben oder schon einmal ein Schleudertrauma hatten.
… bei Erkältungen.

Oft werden Beschwerden gelindert – dann üben Sie weiter. Werden sie schlimmer, dann meiden Sie die Übungen kurzzeitig.

einige Minuten halten zu können. Erst in dieser Zeitspanne kann sie das ganze Spektrum ihrer positiven Wirkungen entfalten, sodass Sie nach einigen Wochen die Früchte Ihres Tuns ernten können.

Was Sie von einer Umkehrhaltung erwarten können

● Entlastet den venösen Rückfluss aus den Beinen und dem Becken.
● Verbessert die Durchblutung des Kopfes und der Kopfhaut (aber nicht des Gehirns!).
● Stärkt die rumpfaufrichtende Muskulatur.
● Stärkt den Hauptatemmuskel – das Zwerchfell –, dadurch Stärkung der Atemkraft.
● Regt durch die Vertiefung der Bauchatmung die Verdauung an.
● Beruhigt und regeneriert das Nervensystem.
● Aktiviert den Kreislauf (gut bei niedrigem Blutdruck).
● Wirkt anregend, wenn Sie sich müde fühlen.
● Wirkt beruhigend, wenn Sie nervös und unruhig sind.
● Hilfe bei Schlafproblemen, wenn Sie die Asanas direkt vor dem Zubettgehen üben.

Umkehrhaltungen | **PRAXIS**

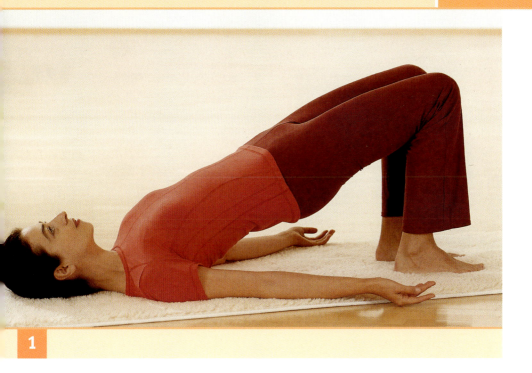

1

Die Schulterbrücke – eine Universalübung

> Kommen Sie in die Rückenlage, und stellen Sie die Beine angebeugt auf, die Füße hüftgelenkbreit parallel und so dicht am Gesäß, dass Ihre Unterschenkel in etwa senkrecht stehen.
> Drücken Sie kräftig mit den Außenkanten der Fersen gegen den Boden (ohne die Großzehenballen vom Boden zu lösen!), und heben Sie das Gesäß so hoch wie möglich. 1
> Lassen Sie den Bauch Richtung Wirbelsäule sinken, und dehnen Sie die Leisten nach oben. Entspannen Sie Nacken und Schultern. Die Arme bleiben entspannt am Boden liegen.

> Atmen Sie ruhig und tief ein und aus, und verbinden Sie sich mit der Atemkraft in Ihrem Bauchraum.
> Bleiben Sie die ganze Zeit über mit den Fersen in einem kraftvollen Kontakt mit dem Boden, damit die Kraft für das Halten vor allen aus Ihren Beinen kommt.
> Achten Sie immer wieder darauf, dass die Großzehenballen am Boden bleiben und dass Sie Füße, Knie und Oberschenkel parallel zueinander halten.
> Wollen Sie die Haltung verlassen, heben Sie die Fersen und laden jeden Wirbel einzeln ein, zum Boden zurückzukehren.
> Sobald das Becken wieder aufliegt, strecken Sie ein Bein nach dem anderen aus und spüren in der Rückenlage nach.

YOGAHALTUNGEN, DIE DEM ALTERN ENTGEGENWIRKEN

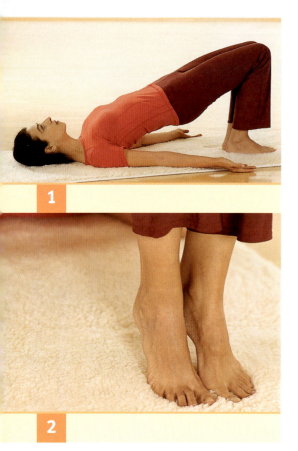

Variante der Schulterbrücke für kraftvolle Beine

> Stellen Sie in der Rückenlage Ihre Beine ganz dicht nebeneinander, sodass sich die Innenknöchel, die Innenseiten der Knie und Oberschenkel aneinander schmiegen.

> Drücken Sie kräftig mit den Außenseiten der Fersen gegen den Boden, heben Sie Becken und Rücken, und kommen Sie hoch in die Schulterbrücke. **1**

> Heben Sie nun zusätzlich die Fersen, sodass Sie im Zehenstand stehen, und verlagern Sie das Gewicht im Fuß in Richtung Großzehenballen. **2**

> Verweilen Sie so, bis Sie – besonders im Becken – ganz durchwärmt sind.

> Um die Haltung zu verlassen, rollen Sie – noch immer im Zehenstand – den Rücken Wirbel für Wirbel ab.

> Üben Sie nach Möglichkeit gleich anschließend die venenentstauende Haltung auf der nächsten Seite.

Kleine Hilfe: Wenn Sie Mühe haben, die Beine beieinander zu halten, dann nehmen Sie ein Blatt Papier oder ein Taschentuch zwischen die Knie und halten Sie es so während der gesamten Übungsdauer fest.

So wirkt die Schulterbrücke

● Begünstigt den venösen Rückfluss aus dem Becken.
● Stärkt die Bauchatmung.
● Stärkt die Muskulatur der Beine und der Füße (besonders in der Variante).
● Kräftigt die Muskeln an der Innenseite der Oberschenkel (in der Variante).
● Kräftigt den Beckenboden.
● Dehnt die Leisten und den großen Muskel (den Psoas), der die Hüfte beugt.
● Kräftigt die Muskeln, die die Oberschenkel nach außen drehen, dadurch Kräftigung der Muskulatur, die das Gesäß von unten hebt und hält.

Umkehrhaltungen   PRAXIS

- Kräftigt die rumpfaufrichtende Muskulatur im Bereich der Lendenwirbelsäule.
- Dehnt sanft den Nacken.

Die venenentstauende Haltung
Urdhva konasana

› Kommen Sie in die Rückenlage. Sie brauchen genügend Platz an den Seiten.
› Ziehen Sie ein Bein nach dem anderen an den Bauch, und strecken Sie die Beine dann in die Senkrechte.
› Dehnen Sie die Beine über die Fersen weit in den Raum hinein, und lassen Sie sie so gedehnt in die Grätsche sinken. **3**
› Verweilen Sie ruhig atmend in dieser Haltung, und entspannen Sie mehr und mehr die Innenseiten der Oberschenkel.
› Sie können den Beinen helfen, loszulassen, indem Sie die Innenseiten der Oberschenkel und Knie von oben nach unten (beckenwärts) sanft ausstreichen.
› Um die Haltung zu verlassen, legen Sie die Hände an die Außenseiten der Oberschenkel. Beugen Sie die Knie, stellen Sie die Füße auf, und lassen Sie die Beine dann ausgleiten.
› Spüren Sie in der Rückenlage nach.

Kleine Hilfe: Wenn Sie Mühe haben, die Beine senkrecht zu halten, dann lehnen Sie sie an eine Wand. **4**
Wenn Sie das Becken entstauen wollen, legen Sie sich ein dickes Kissen oder eine zusammengefaltete Decke unters Gesäß. **5**

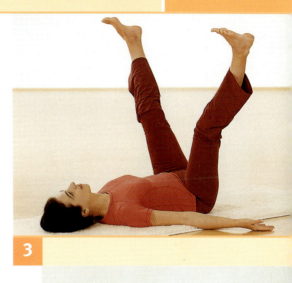
3

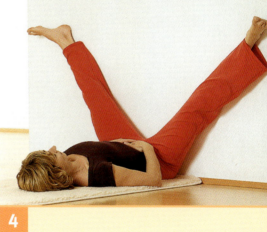
4

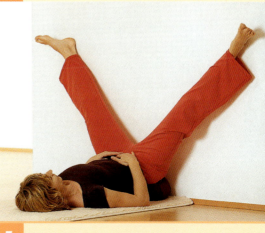
5

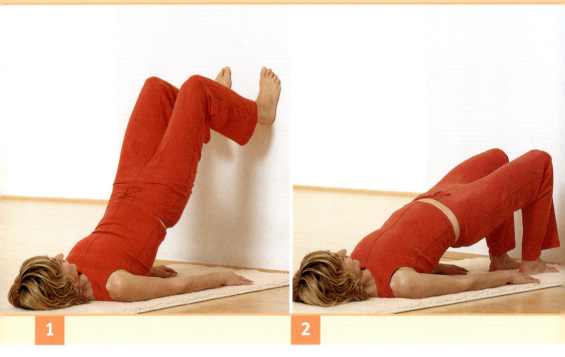

Schulterstand an der Wand

Wählen Sie diese Form des Schulterstands, wenn Sie sich wegen Schwierigkeiten in den Schultern oder Handgelenken nicht so gut mit den Armen abstützen können. Üben Sie am besten barfuß.

› Legen Sie sich so dicht vor eine Wand, dass die Fußspitzen der angebeugten, aufgestellten Beine sie direkt berühren.
› Wandern Sie mit den Füßen an der Wand hoch, bis Ihr Rumpf in der Schräge, Ihre Oberschenkel senkrecht und die Unterschenkel etwa waagerecht sind. **1**
Sie sollten bequem mit den Fußsohlen gegen die Wand drücken können.
› Bleiben Sie so, und atmen Sie ruhig und tief weiter. Entspannen Sie den Nacken und die Schultern bis in die Arme hinein.
› Lassen Sie den Bauch entspannt nach unten sinken, sodass die Wirbelsäule ein kleines bisschen durchhängt.
› Wenn Sie die Haltung verlassen wollen – das kann nach einigen Minuten sein, da die Haltung meist als sehr bequem empfunden wird –, laufen Sie mit den Füßen langsam an der Wand wieder herunter, bis Sie sie bequem aufstellen können.
› Drücken Sie dann mit den Fersen gegen den Boden, und kommen Sie für 4 bis 5 Atemzüge in die Schulterbrücke. **2**
› Spüren Sie anschließend im Sitz oder in der Rückenlage nach.

Umkehrhaltungen | **PRAXIS**

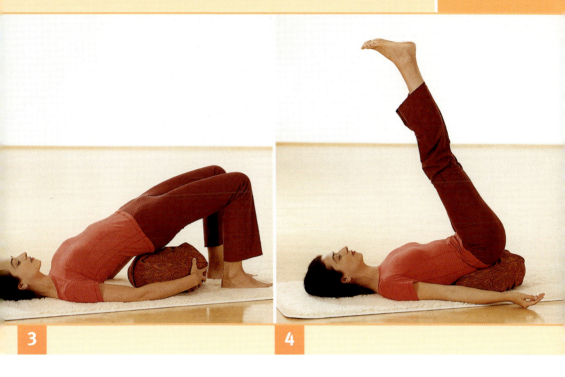

Gestützter Schulterstand

Wählen Sie ihn, wenn Sie gern einige Minuten darin verweilen möchten. Er wirkt morgens sehr anregend und vor dem Schlafengehen beruhigend und schlaffördernd. Halten Sie ein dickes, festes Kissen oder Decken bereit (15 bis 20 cm hoch).

- Kommen Sie in die Rückenlage, und stellen Sie die Beine angebeugt auf.
- Drücken Sie mit den Füßen kräftig gegen den Boden, und heben Sie das Becken möglichst hoch. 3
- Ziehen Sie das Kissen, das Polster oder die Decken unter das Gesäß, und lassen Sie es dann auf diese Unterlage sinken.

- Nehmen Sie die Beine eines nach dem anderen an den Bauch, und strecken Sie sie dann nach hinten-oben aus. 4
- Finden Sie eine entspannte Haltung für Schultern und Arme. Sie können die Arme neben dem Körper ablegen, seitlich ausstrecken, um den Kopf herum oder hinter ihm in Verlängerung des Körpers ablegen.
- Verweilen Sie tief und ruhig atmend in dieser Haltung. Entspannen Sie mehr und mehr den Bauchraum. Entspannen Sie die Augen hinter den geschlossenen Lidern, und lassen Sie sie ganz auf den Grund der Augenhöhlen zurücksinken.
- Um die Haltung zu verlassen, stellen Sie die Füße auf, heben das Becken und ziehen die Unterlage zur Seite.

YOGAHALTUNGEN, DIE DEM ALTERN ENTGEGENWIRKEN

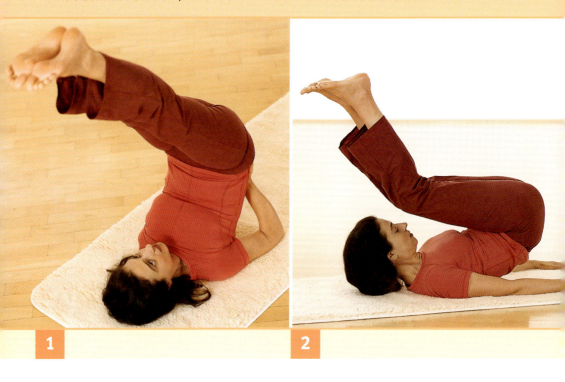

Der Schulterstand
Viparita karani mudra

› Kommen Sie in die Rückenlage, und achten Sie darauf, genug Platz für die Beine hinter sich zu haben.
› Nehmen Sie die gebeugten Beine an den Bauch, und strecken Sie sie dann mit etwas Schwung in Richtung Kopf aus, sodass sich Ihr Becken hebt. **1**
› Stützen Sie sich mit beiden Händen am Beckenkamm oder im Lendenbereich ab. Richten Sie sich so ein, dass sich Rumpf und Beine in der Schräge befinden und beide miteinander in etwa einen rechten Winkel bilden. Sie können die Beine entspannt halten oder aber über die Fersen dehnen, je nachdem, was Ihnen gerade angenehmer ist.
› Verweilen Sie so ruhig und tief atmend.
› Um die Haltung zu verlassen, lassen Sie die Knie Richtung Stirn sinken. Stützen Sie sich mit den Händen am Boden ab, rollen Sie langsam Rücken und Becken zurück und lassen Sie dabei die Stirn den Knien folgen (sodass Sie den Kopf heben). **2**
› Sobald das Becken aufliegt, nehmen Sie Ihren Kopf in beide Hände und legen ihn mit gedehntem Nacken auf den Boden.
› Schließen Sie als Ausgleichshaltung die Schulterbrücke (Seite 61) an, und halten Sie sie während einiger Atemzüge.
› Spüren Sie anschließend in der Rückenlage (evtl. mit aufgestellten Beinen) nach.

Kleine Hilfe: Legen Sie sich, wenn Sie einen empfindlichen Nacken haben, eine Decke unter die Schultern, sodass der Kopf etwas nach hinten sinkt.

Der Kopfstand
Sirsasana

Der Kopfstand gilt als eine der wichtigsten Yogahaltungen und wie der Lotossitz als ein Symbol des Yoga.

Tatsächlich ist er die vollkommene Umkehrhaltung, da man, wenn man ihn übt, ja tatsächlich alles auf den Kopf stellt – und zwar noch viel radikaler, als in allen anderen Umkehrhaltungen (mit Ausnahme des Handstandes).

Der Kopfstand ist – wenn man ihn frei im Raum stehend übt – außerdem eine gar nicht so einfach zu meisternde Gleichgewichtshaltung. Aus diesem Grunde macht sie manchen Menschen Angst, weil sie fürchten, dabei umzufallen und sich zu verletzen.

Diese Gefahr besteht tatsächlich, und zwar dann, wenn man die obere Wirbelsäule nicht ausreichend gerade strecken kann (wenn man also einen Rundrücken hat) oder wenn die Rückenmuskulatur noch zu schwach ist.

Noch eine weitere Gefahr muss beim Kopfstand bedacht werden: Man sollte in dieser Haltung auf keinen Fall ausschließlich den Kopf belasten, damit die empfindliche Halswirbelsäule nicht gestaucht wird. Vielmehr sollte man einen großen Teil des Körpergewichts auf den Unterarmen ruhen lassen, wozu man große Kraft in den Armen und vor allem der Schultermuskulatur braucht.

Der Kopfstand ist deshalb ein Asana, das einer langen und sorgfältigen Vorbereitung bedarf, und zwar sowohl generell, um es zu erlernen, als auch jedes Mal, wenn man es üben möchte.

MIT BEDACHT ÜBEN

! WICHTIG

ÜBEN SIE DEN KOPFSTAND NICHT ...

... wenn Sie akute oder chronische Probleme in der Halswirbelsäule haben (insbesondere der Bandscheiben).

... wenn Sie unter einem nicht völlig ausgeheilten Schleudertrauma leiden.

... wenn Sie einen ausgeprägten Rundrücken haben, insbesondere, wenn er etwas versteift ist, sodass Sie den oberen Rücken nicht strecken können.

... wenn Sie entzündliche Prozesse in den Schultergelenken haben.

Ansonsten gelten die Vorsichtsmaßnahmen für die anderen Umkehrhaltungen (Seite 60).

YOGAHALTUNGEN, DIE DEM ALTERN ENTGEGENWIRKEN

Das sollten Sie zuvor üben

Um den Kopfstand vorzubereiten, üben Sie einige Wochen verstärkt:
> den Hund (Seite 68), um Raum in den Achseln zu schaffen und um die Brustwirbelsäule zu strecken.
> den Hund im Unterarmstand (Seite 70), um Kraft in den Armen und Schultern zu entwickeln.
> den Hund mit einem erhobenen Bein (Seite 69) zur Stärkung der Arme und um den Körper an die intensive Umkehrhaltung zu gewöhnen.
> den Kopfstand mit den Füßen an der Wand (Seite 71), um Sicherheit zu gewinnen, wenn der Körper frei im Raum steht.
> Kaum eine andere Yogahaltung weckt so stark den Ehrgeiz wie gerade der Kopfstand. Der wichtigste Teil der Übung besteht deswegen darin, genügend Geduld mit sich zu haben, diese Haltung langsam und im eigenen Tempo einzuüben, nichts zu erzwingen und vor allem nicht mit Schwung in den Kopfstand zu gehen.

Der Hund
Adho mukha svanasana

Sie brauchen eine rutschfeste Unterlage!
> Kommen Sie in den Vierfüßlerstand. Halten Sie die Knie hüftgelenkbreit und die Hände schultergelenkbreit.
> Spreizen Sie die Finger und halten Sie die Mittelfinger parallel zueinander. Stellen Sie die Zehen auf.

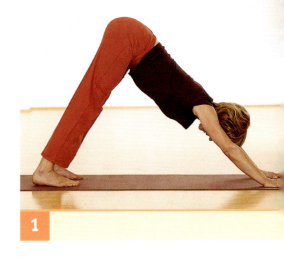

> Drücken Sie kräftig mit den Handwurzeln gegen den Boden, und streben Sie mit dem Gesäß nach oben und hinten. **1**
> Wenn Sie im Rücken nicht sehr beweglich sind, heben Sie die Fersen und beugen Sie die Beine etwas an, bis Sie Ihre Wirbelsäule besser strecken können.
> Dehnen Sie sich zuerst wie ein Hund wohlig durch, und atmen Sie dabei ruhig und tief weiter. Dann verweilen Sie einige Atemzüge in der Haltung.
> Lassen Sie möglichst viel Raum im Bereich der Achseln entstehen. Spannen Sie Ihre Schultern in die Breite, und lassen Sie den Kopf weit von den Schultern weg nach unten und vorn streben.
> Um die Haltung zu verlassen, bringen Sie behutsam ein Knie nach dem anderen zum Boden und richten sich langsam auf.
> Spüren Sie in einem aufrechten Sitz Ihrer Wahl nach.

Der Hund hebt ein Bein
Eka pada adho mukha svanasana

› Kommen Sie in die Hundehaltung, wie in der letzten Übungsanleitung beschrieben.
› Schieben Sie sich mit den Handwurzeln vom Boden weg, und streben Sie mit dem Gesäß nach oben und weit nach hinten.
› Indem Sie langsam bis 6 (Fortgeschrittene bis 10) zählen, heben Sie ganz langsam das rechte Bein so hoch wie möglich. **2**
› Achten Sie darauf, dass die rechte Hüfte etwa in Höhe der linken Hüfte bleibt. Senken Sie die linke Ferse etwas mehr ab.
› Senken Sie das rechte Bein genauso langsam wieder ab, und stellen Sie den Fuß auf.
› Dehnen Sie sich 2 bis 3 Atemzüge lang wohlig durch, bevor Sie langsam das linke Bein heben und senken.
› Wiederholen Sie diese Übung eventuell einmal oder mehrmals.
› Um die Haltung zu verlassen, bringen Sie behutsam ein Knie nach dem anderen wieder zum Boden und richten sich langsam auf.
› Spüren Sie in einem aufrechten Sitz Ihrer Wahl nach.

2

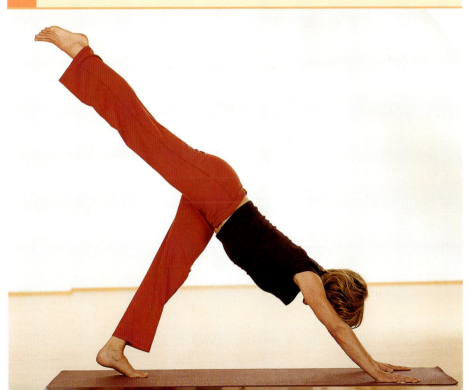

YOGAHALTUNGEN, DIE DEM ALTERN ENTGEGENWIRKEN

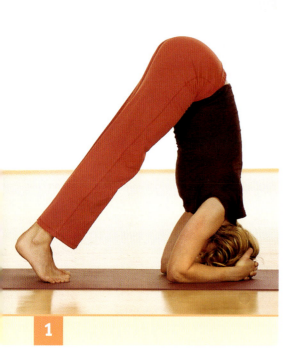

Der Hund im Unterarmstand
Vorbereitung für den Kopfstand

Sie brauchen eine rutschfeste Unterlage.
- Kommen Sie auf die Knie in den Unterarmstand. Falten Sie die Hände, und ziehen Sie Ihre Arme etwas weniger als schulterbreit zusammen.
- Bringen Sie Ihren Scheitelpunkt zum Boden, und zwar so, dass die Handflächen den Hinterkopf umschließen und stützen.

- Stellen Sie die Zehen auf. Drücken Sie sich nun kraftvoll mit den Unterarmen vom Boden weg, und streben Sie mit dem Gesäß nach oben und hinten. **1**
- Wenn Sie im Rücken nicht sehr beweglich sind, heben Sie die Fersen weiter an und beugen die Beine etwas, bis Sie merken, dass Sie Ihre Wirbelsäule besser strecken können.
- Verweilen Sie einige Atemzüge in der Haltung und drücken Sie sich dabei die ganze Zeit vom Boden weg, sodass Ihr Scheitelpunkt etwas über dem Boden schwebt.
- Strecken Sie den oberen Rücken so intensiv wie möglich, und spannen Sie Ihre Schultern in die Breite.
- Laufen Sie nach einigen Atemzügen in kleinen Schritten Richtung Kopf, sodass sich der Rumpf mehr in die Senkrechte bewegt. Achten Sie darauf, den oberen Rücken dabei ganz gestreckt zu lassen.
- Um die Haltung zu verlassen, bringen Sie behutsam ein Knie nach dem anderen wieder zum Boden und richten sich langsam (!) auf.
- Spüren Sie in einem aufrechten Sitz Ihrer Wahl nach.

Kleine Hilfe: Machen Sie die Vorbereitung auf den Kopfstand oder den Kopfstand nicht, wenn Sie Mühe haben, den oberen Rücken zu strecken. Üben Sie dann stattdessen besser den Hund und versuchen Sie, zwischen den Schulterblättern in die Tiefe zu sinken.

Umkehrhaltungen **PRAXIS**

Der Kopfstand an der Wand

> Mit den Füßen zur Wand kommen Sie in den Unterarmstand. Richten Sie sich so ein, dass Ihre Fußsohle bei ausgestrecktem Bein die Wand hinter Ihnen bequem erreichen kann.
> Falten Sie die Hände, und ziehen Sie Ihre Arme etwas weniger als schulterbreit zusammen.
> Bringen Sie den Scheitelpunkt zum Boden, und zwar so, dass die Handflächen den Hinterkopf umschließen und stützen.
> Wandern Sie langsam mit den Füßen an der Wand empor, bis sich Ihr Rumpf in der Senkrechten und die Beine in der Waagerechten befinden. **2** Drücken Sie sich dabei kräftig mit Ellenbogen und Unterarmen vom Boden weg, um Kopf und Halswirbelsäule zu entlasten.
> Wenn Sie gut und sicher stehen, heben Sie ein Bein in die Senkrechte (Sie können es dazu auch erst anbeugen). **3** Eventuell lösen Sie auch den zweiten Fuß von der Wand. Machen Sie nur das, womit Sie sich sicher fühlen! Weniger mit gutem Gefühl ist immer mehr als ein Zuviel, das nur durch Willenskraft möglich wird!
> Achten Sie auf Ihren Atem: Ist er ruhig und regelmäßig, ist alles in Ordnung.
> Um die Haltung zu verlassen, bringen Sie die Füße wieder an die Wand und wandern mit ihnen zurück zum Boden.
> Richten Sie sich langsam (!) auf, und spüren Sie im Sitz Ihrer Wahl nach.

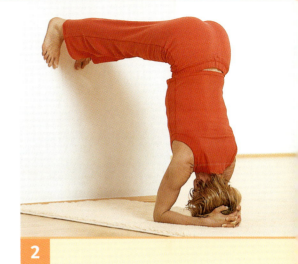

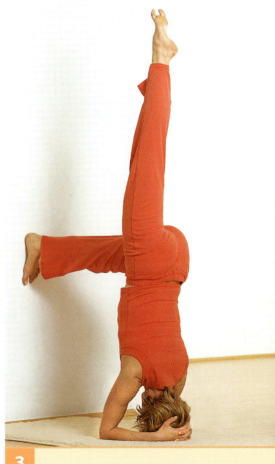

Drehhaltungen

Die Drehhaltungen gehören zu den ältesten Übungen des Hatha-Yoga. Ein Drehsitz befindet sich unter den sieben Asanas, die im wichtigsten Grundlagentext des Hatha-Yoga aufgeführt sind – allein diese Tatsache verweist auf die große Bedeutung.

Die alten Texte unterscheiden bei den Übungen fast immer drei Bedeutungsebenen:

● die Wirkungen auf den Körper,
● die Wirkungen auf den Geist und
● die spirituellen Wirkungen.

Für Rücken und Verdauung

Drehungen sind immer nach links und rechts ausgerichtet. Wenn sie statisch geübt werden – zum Beispiel im Drehsitz –, dann sind es asymmetrische Haltungen. Daraus ergibt sich bereits die erste Wirkung auf den Körper: Drehungen wirken den seitlichen Verkrümmungen der Wirbelsäule – den Skoliosen – entgegen. Diese Skoliosen, die fast jeder Mensch mehr oder weniger ausgeprägt hat, sind dann übrigens auch der Grund, warum man sich zu einer Seite leichter und weiter drehen kann als zur anderen.

Die zweite wichtige Wirkung auf den Körper ist die Anregung der Verdauung. Da der Darm ja an vielen Stellen der Leibeswand befestigt ist, wird er bei einer Drehung des Körpers auf einer Seite gedehnt und auf der anderen zusammengedrückt. Dreht man sich nun abwechselnd nach links und nach rechts, dann wird er so durchbewegt, dass seine Eigenbewegung – die Peristaltik – unterstützt und verstärkt wird. Dadurch wird der Transport des Darminhalts deutlich verbessert.

Wer regelmäßig dynamische Drehungen – wie die Kundalini-Übungen – praktiziert und immer wieder tief atmend im Drehsitz verweilt, wird nach einiger Zeit die beste und regelmäßigste Verdauung haben, die man sich wünschen kann! Und von einer guten Verdauung hängt ja bekanntlich unser Wohlbefinden und unsere Gesundheit zu einem großen Teil ab.

Für eine neue Perspektive

Die Wirkungen auf den Geist ergeben sich zum Beispiel daraus, dass man sich gleichermaßen und gleich oft nach links und rechts dreht. Im Alltag haben wir unsere eindeutigen Präferenzen: Wenn nur irgend möglich, drehen wir uns zu der leichtgängigeren Seite. Im Drehsitz nun betrachten wir die Welt eine kleine Weile aus der gewohnten Perspektive unserer gewohnten Drehseite – dann aber genauso lange aus der ungewohnten Perspektive der Seite, zu der wir Drehungen eher meiden. Und die Welt sieht, zu dieser Seite gedreht, etwas anders aus! So erweitern

Drehhaltungen   PRAXIS

sich nicht nur unsere Sichtweise, sondern tatsächlich auch unser Horizont.

Für Ausgleich und Ganzheit

Die Hatha-Yogis betrachten unser Leben als zwischen zwei Polen ausgespannt: Tag – Nacht, männlich – weiblich, Aktivität – Ruhe, abgebend – aufnehmend, Sonne – Mond (Seite 102). In einer Drehhaltung richtet man sich zuerst ganz auf den einen Pol aus, und zwar zumeist den des Mondes. Alle Qualitäten, die der »Mondenergie« zugeordnet sind, beginnen zu wirken. Dann dreht man sich der »Sonnenseite« zu, und alle Qualitäten, die der »Sonnenenergie« zugeordnet sind, beginnen zu wirken. Kehrt man aus der Drehhaltung zurück, verbinden sich die Mond- und die Sonnenenergie miteinander und es entsteht ein energetischer Ausgleich. Das Aktive strömt in das Passive und verhindert, dass dieses einfach nur Schlappheit ist. Das Passive strömt in das Aktive und verhindert, dass dieses einfach nur Aktionismus ist. Die Polaritäten gleichen sich aus, und es entsteht ein Zustand des inneren Gleichgewichts, der sehr angenehm und friedvoll ist. Daraus entwickelt sich ganz allmählich die spirituelle Wirkung der Erfahrung, in die eigene Mitte zu finden, und der Ganzheit.

Kleine Hilfe: Legen Sie sich eine feste zusammengefaltete Decke bereit. Und achten Sie bei allen Drehübungen darauf, dass Ihre Wirbelsäule möglichst lang und gedehnt ist. Das erreichen Sie, indem Sie die Beine heranziehen (Krokodil I), sich über die Ferse (Krokodil II) oder über den Scheitelpunkt dehnen (Drehsitz).

MIT BEDACHT ÜBEN

MEIDEN SIE DREHUNGEN, WENN SIE …

… akute Rückenprobleme haben (Bandscheibenvorfall, Hexenschuss, Ischiasreizung).
… akute Entzündungen des Verdauungstraktes haben (Magen, Darm, Leber).
… erst kürzlich im Bauch oder Unterleib operiert worden sind.

SEIEN SIE VORSICHTIG MIT DREHUNGEN, WENN SIE …

… chronische Rückenprobleme haben (Abnutzungserscheinungen an den Wirbeln).
… chronische Entzündungen des Verdauungstraktes haben (Magen, Darm, Leber).
… vor einiger Zeit im Bauchraum operiert worden sind oder in der Bauchdecke alte Narben mit Verwachsungen haben.

WICHTIG !

YOGAHALTUNGEN, DIE DEM ALTERN ENTGEGENWIRKEN

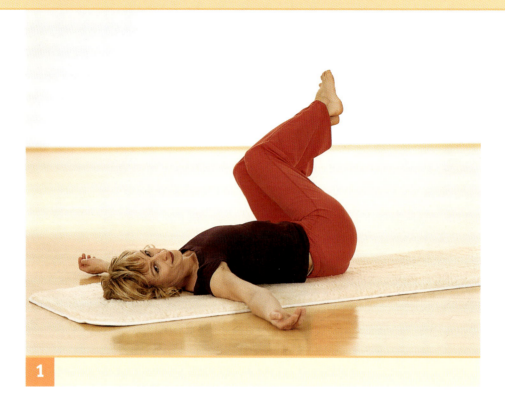

Das Krokodil I

Sie brauchen eine weiche Matte und beidseitig Platz für die Arme.
> Legen Sie sich auf den Rücken, breiten Sie Ihre Arme seitlich in Schulterhöhe aus, und drehen Sie die Handflächen nach oben oder unten.
> Nehmen Sie ein Bein nach dem anderen gebeugt an den Bauch.
> Führen Sie mit Ihrem nächsten Ein- oder Ausatem beide Beine dicht beieinander so weit nach links, dass sie etwa den halben Weg bis zum Boden zurückgelegt haben.
> Verweilen Sie einen Moment in der Atempause, und strecken Sie die Unterschenkel in den Kniegelenken etwas weiter nach links oben. 1
> Kehren Sie aus- oder einatmend zurück zur Mitte, und ziehen Sie die Beine wieder ganz zu sich heran.
> Fahren Sie fort, die Beine im Rhythmus Ihres Atems abwechselnd nach rechts und links zu führen.
> Spüren Sie anschließend in der Rückenlage mit angebeugten, aufgestellten Beinen nach: Werden Sie sich bewusst, wie Sie sich in Ihrem Bauchraum und in Ihrem Atem jetzt erfahren.

Drehhaltungen | PRAXIS

Das Krokodil II

Auch hier brauchen Sie eine weiche Matte und beidseitig Platz für die Arme.

› Auf dem Rücken liegend breiten Sie Ihre Arme in Schulterhöhe aus und drehen die Handflächen nach oben oder unten. Stellen Sie beide Beine angebeugt auf.
› Heben Sie das Becken etwas an und legen Sie es leicht nach rechts versetzt wieder ab.
› Strecken Sie das linke Bein aus und dehnen Sie es über die Ferse.
› Stellen Sie den rechten Fuß auf das linke Knie, heben Sie die rechte Hüfte, und drehen Sie sich mit dem rechten Bein nach links. Lassen Sie Ihre rechte Schulter – als Gegengewicht der Drehung – ruhig und schwer auf dem Boden ruhen.
› Der Kopf kann entweder in der Mitte bleiben oder etwas nach rechts gedreht werden. Lassen Sie Ihren Nacken entscheiden, womit ihm wohler ist. **2**
› Verweilen Sie und atmen Sie gegen den Widerstand, den diese Drehhaltung dem Atem bietet, ruhig und tief ein und aus.
› Kehren Sie zur Mitte zurück, verlagern Sie mit aufgestellten Beinen das Becken nach links, strecken Sie das rechte Bein aus, stellen Sie den linken Fuß auf das rechte Knie und drehen Sie sich nach rechts. Verweilen Sie so entspannt in der Drehung.
› Kehren Sie dann zur Mitte zurück, stellen Sie die Beine auf, und bringen Sie Ihr Becken wieder in die Mitte.
› Heben Sie dann das Becken für 4 bis 5 Atemzüge hoch in die Schulterbrücke.
› Spüren Sie in der Rückenlage nach, wie Sie sich jetzt in Ihrem Bauchraum und Atem erfahren.

2

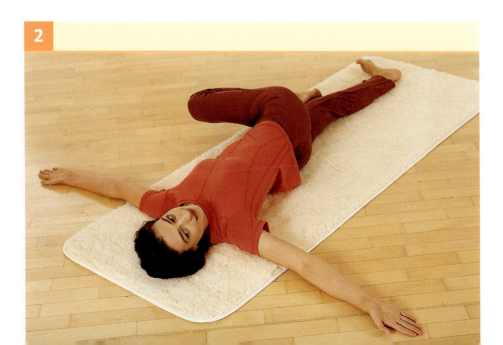

YOGAHALTUNGEN, DIE DEM ALTERN ENTGEGENWIRKEN

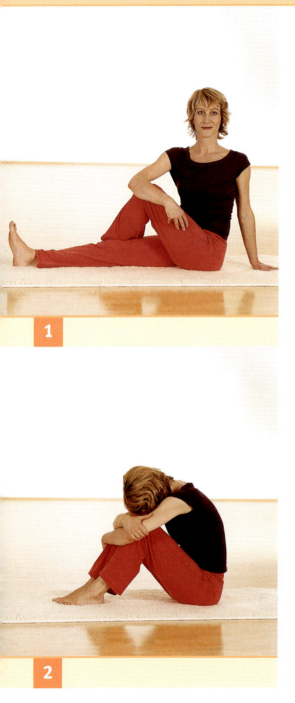

Der Drehsitz
Ardha matsyendrasana

› Kommen Sie in den Sitz mit ausgestreckten Beinen. Beobachten Sie, wie weit Sie Becken und Rücken aufrichten können. Wenn es Ihnen Mühe macht, dann legen Sie sich eine zusammengefaltete Decke so unter das Gesäß, dass sie das Becken von hinten-unten unterstützt.
› Ziehen Sie die großen Muskeln des Gesäßes etwas nach hinten und außen, damit Sie deutlich Ihre Sitzbeine im Kontakt mit dem Boden spüren können.
› Beugen Sie das linke Bein an und stellen Sie es seitlich neben dem rechten Knie (oder dem Unterschenkel) auf.
› Dehnen Sie das rechte Bein über die Ferse in den Raum.
› Umfassen Sie mit beiden Händen das linke Knie, richten Sie den Rumpf mit der Kraft der Arme auf, und drehen Sie sich dann langsam und achtsam von unten nach oben nach links.
› Legen Sie dann die rechte Ellenbogenbeuge um das linke Knie, und stellen Sie die linke Hand neben oder hinter dem Becken auf.
› Drehen Sie den Kopf nur ganz wenig mit und schauen Sie zur linken Seite. Verweilen Sie so und atmen Sie ruhig und tief in den Bauchraum. **1**
› Um die Haltung zu verlassen, lösen Sie die Drehung langsam wieder von unten nach oben auf.

Drehhaltungen — PRAXIS

> Stellen Sie beide Beine angebeugt auf, umfangen Sie sie und lassen Sie den Kopf 3 bis 4 Atemzüge lang in Richtung Knie sinken. 2
> Richten Sie sich wieder auf, strecken Sie das linke Bein, stellen Sie den rechten Fuß neben das linke Knie, und drehen Sie sich in der angegebenen Weise zur rechten Seite.
> Spüren Sie anschließend in einem aufrechten Sitz Ihrer Wahl den Wirkungen der Drehung nach.

Drehsitz auf dem Stuhl

Der Drehsitz kann auch auf einem Stuhl ohne Armlehnen ausgeführt werden. Da die Lehne Ihnen hilft, sich mit der Kraft der Arme zu drehen, und Sie auch nicht mit dem Becken ausweichen können, wird die Wirkung der Drehung intensiver. Außerdem können Sie sie auf diese Weise auch mal in den Alltag einbauen.

> Setzen Sie sich auf einem Stuhl mit Lehne quer zur Sitzfläche, sodass sich die Lehne rechts von Ihnen befindet.
> Drehen Sie sich nach rechts und umfassen Sie die Lehne seitlich mit beiden Händen.
> Ziehen Sie die Lehne mit dem linken Arm zu sich heran und schieben Sie sie mit dem rechten von sich weg, wodurch sich der Oberkörper noch mehr dreht. Dabei kann es manchmal in der Wirbelsäule knacken (Eigenchiropraktik!). 3

> Bleiben Sie einige Atemzüge in dieser Drehung.
> Wiederholen Sie sie dann – zur anderen Seite gedreht.
> Spüren Sie anschließend in der Ausgangshaltung noch etwas nach.

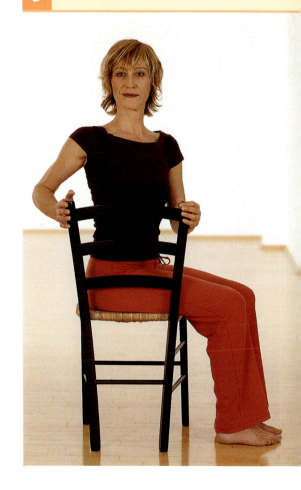

Kraft erhalten

Der Yoga hat im Laufe der Jahrhunderte viele kraftvolle Haltungen entwickelt. Sie dienen nicht nur dazu, tatsächlich die körperliche Kraft der Beine, der Haltemuskulatur des Rumpfes und der Schultern und Arme zu kräftigen – oder deren Kraft zu erhalten. Sie helfen vor allem auch dabei, eine psychische Stärke zu entwickeln, die der des Körpers entspricht. Das bedeutet, dass in der kräftigenden Übung der Geist im Vordergrund steht. Oft sind die Bewegungen und Haltungen, die der Yoga vorschlägt, anstrengend und nicht sofort zu meistern. Diese Anstrengung fängt immer im Kopf an. Der Geist registriert die Anstrengung und reagiert gemäß seinen Mustern: Ablehnung, Resignation, Durchbeißen, Trotz …
Mit Hilfe des Lehrers / der Lehrerin können Sie nun lernen, erstens zu beobachten, wie Ihr persönliches Reaktionsmuster auf Anstrengung aussieht, zweitens Ihren Geist in der Anstrengung zu entspannen, Ihre inneren Schweinehunde unter Kontrolle zu behalten und dadurch eine Anstrengung mehr und mehr als freudige Herausforderung zu erfahren. Wenn Sie auf die folgende Weise regelmäßig üben, werden Sie nach einiger Zeit Ihre körperlichen Grenzen spürbar erweitern können. Sie werden beobachten, wie Ihre Kraft und Ihre Fähigkeit, sich entspannt einer Anstrengung zu stellen, all-

mählich wachsen und Ihnen dann auch im Alltag zur Verfügung stehen.

Psychische Stärke entwickeln

❯ Sind Sie in einer der Krafthaltungen, entspannen Sie als erstes Ihren Geist. Versuchen Sie, der Anstrengung gegenüber völlig gleichgültig zu bleiben, sodass ein Zuschauer gar nicht auf die Idee käme, dass das, was Sie tun, nicht mühelos sei.
❯ Beobachten Sie alles, was Ihr Geist Ihnen vorführt: das Argumentieren, den inneren Schweinehund, das Gefühl »Ich kann nicht mehr«, das Durchhalten. Lassen Sie all das vorbeiziehen – wie Wolken am Himmel –, lassen Sie sich auf nichts ein! Dann werden Sie merken, dass Ihnen noch einmal neue Kraft zuwächst, mit der Sie mühelos einige weitere Atemzüge in der Haltung verweilen können.
❯ Schließlich kommt aus dem Körper ein zumeist völlig unmissverständliches Signal »Es reicht! Bitte aufhören!« – und dann hören Sie tatsächlich auf. An dieser Stelle, zu diesem Zeitpunkt treffen Sie auf echte Grenzen, die Ihr Körper Ihnen aufzeigt. Alles andere sind vorgetäuschte Grenzen, die der Geist einem suggeriert.

Die körperlichen Wirkungen

● Die »Kleine Krafthaltung« stärkt Arme, Schultern, die gesamte Rumpfmuskulatur und einen Teil der Beinmuskulatur.

Kraft erhalten PRAXIS

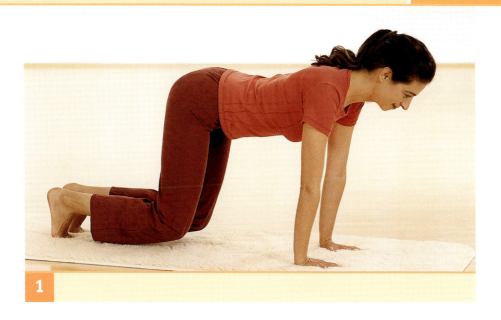

1

- Der »Tisch« kräftigt die gesamte Rückenmuskulatur, vor allem aber die Muskeln, die dem oberen Rücken helfen, sich aufzurichten, und dem Schultergürtel, nach hinten und unten zu sinken.
- Der »Adler« kräftigt die Muskeln von Beinen, Rücken, Schultern und Armen.
- »Die kraftvolle Haltung« kräftigt besonders die Muskeln der Beine, die die Knie stabilisieren, und die Fußmuskeln. Dazu verleiht sie Standfestigkeit.

Kleine Krafthaltung aus dem Vierfüßlerstand

› Kommen Sie in den Vierfüßlerstand auf einer rutschfesten Unterlage. Die Knie stehen hüftgelenkbreit und die Hände schultergelenkbreit am Boden, die Arme und Oberschenkel halten Sie senkrecht.

› Stellen Sie dann möglichst alle Zehen auf – auch die kleinen! – und heben Sie Ihre Knie wenige Zentimeter (maximal 5 cm) vom Boden. Bleiben Sie ganz aktiv in den Armen, und spannen Sie Ihre Schultern in die Breite. 1

› Atmen Sie ruhig und tief. Lassen Sie zu, dass sich der Atem immer mehr vertieft, vielleicht sogar etwas schnaufend wird.

› Bleiben Sie so entspannt wie möglich im Geist, nämlich gewissermaßen gleichgültig gegenüber der Anstrengung.

› Wenn Ihr Körper Ihnen schließlich deutlich mitteilt, dass es reicht, dann senken Sie behutsam ein Knie nach dem anderen zum Boden ab.

› Spüren Sie in einem Sitz Ihrer Wahl nach und werden Sie sich bewusst, wie angeregt, lebendig und warm Sie sich jetzt in der Gesamtheit Ihres Körpers erfahren.

YOGAHALTUNGEN, DIE DEM ALTERN ENTGEGENWIRKEN

Der Tisch

> Setzen Sie sich auf eine rutschfeste Matte, stellen Sie die Beine angebeugt auf, sodass die Füße parallel zueinander und hüftgelenkbreit stehen.
> Legen Sie die Hände hinter dem Becken auf den Boden, und zwar so, dass die Fingerspitzen fußwärts weisen. **1**
> Drücken Sie sich mit den Handflächen vom Boden weg und beobachten Sie, ob die Länge Ihrer Arme es Ihnen erlaubt, kraftvoll mit dem Brustkorb nach oben zu streben. Sollten Sie merken, dass Ihre Arme dafür länger sein sollten, dann ballen Sie die Hände zu Fäusten und stellen Sie die Fäuste mit den Fingergrundgliedern auf.
> Drücken Sie sich nun endgültig kraftvoll mit den Händen oder Fäusten vom Boden weg. Heben Sie das Becken nach vorn und oben, bis Ihr Körper die Form eines Tisches nachbildet: Arme und Unterschenkel sind die »Tischbeine«, Rumpf und Oberschenkel die »Tischplatte«.
> Halten Sie Ihren Kopf entweder in der Verlängerung der Wirbelsäule oder heben Sie ihn etwas, sodass Sie über die Knie hinweg schauen können. **2**
> Verweilen Sie so und atmen Sie ruhig und tief weiter. Versuchen Sie, so lange in der Haltung zu bleiben, bis Ihr Körper Ihnen signalisiert, dass es reicht.
> Senken Sie dann behutsam das Becken zum Boden. Umfassen Sie ein Knie mit

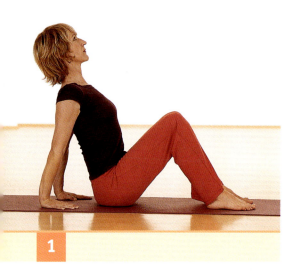

1

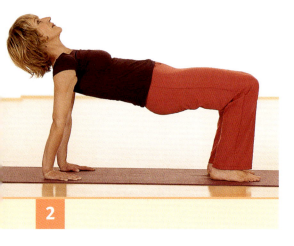

2

80

Kraft erhalten   PRAXIS

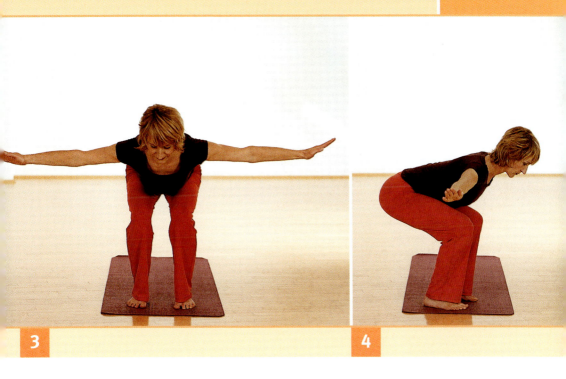

den gefalteten Händen, lassen Sie sich an der Armschlaufe hängend nach hinten sinken und dehnen Sie so die Gelenke der Arme wieder.
› Rollen Sie sich dann ab, und spüren Sie in der Rückenlage nach.

Der Adler

› Stellen Sie sich auf eine rutschfeste Matte, die Füßen parallel und hüftgelenkbreit. Schmiegen Sie die Außenkanten der Fersen kraftvoll an den Boden.
› Beugen Sie die Beine und achten Sie dabei darauf, dass sich die Knie gerade nach vorn – also nicht nach innen oder außen – bewegen.

› Streben Sie mit dem Gesäß weit nach hinten und unten.
› Wenn die Oberschenkel sich ungefähr parallel zum Boden befinden, legen Sie den Bauch auf sie auf.
› Breiten Sie beide Arme seitlich in Schulterhöhe wie weite Flügel aus. Achten sie darauf, dass sich Ihre Arme direkt in der Verlängerung der Schultern befinden. 3
› Verweilen Sie so und atmen Sie ruhig und tief weiter. 4
› Um die Haltung zu verlassen, drücken Sie sich kraftvoll vom Boden weg und kommen hoch in den Stand.
› Spüren Sie nach, in welcher inneren Kraft Sie sich jetzt erfahren.

YOGAHALTUNGEN, DIE DEM ALTERN ENTGEGENWIRKEN

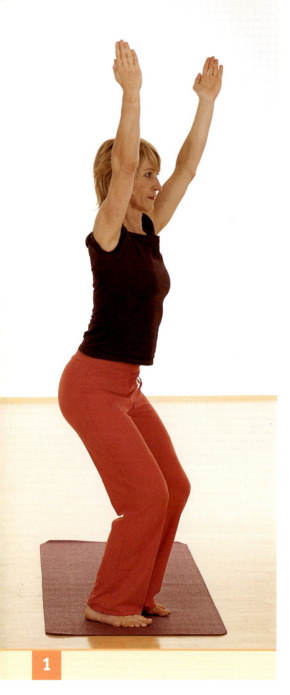

1

Kraftvolle Haltung
Utkatasana

› Stellen Sie sich auf eine rutschfeste Matte, die Füße parallel und hüftgelenkbreit voneinander entfernt. Schmiegen Sie die Außenkanten der Fersen kraftvoll an den Boden.
› Beugen Sie die Beine und achten Sie dabei darauf, dass sich die Knie gerade nach vorn – also nicht nach innen oder außen – bewegen.
› Streben Sie mit dem Gesäß weit nach hinten und unten. Lassen Sie den Oberkörper dabei möglichst aufgerichtet.
› Wenn Sie merken, dass Sie die Beine nicht weiter beugen können, ohne die Fersen vom Boden zu lösen, dann heben Sie die Arme. Streben Sie nun mit beiden Sitzbeinen nach unten und hinten und über die Fingerspitzen und den Scheitelpunkt nach oben. 1
› Überprüfen Sie immer wieder, ob die Außenkanten der Fersen noch fest an den Boden geschmiegt sind und die Knie gerade nach vorn weisen.
› Verweilen Sie ruhig und tief atmend in dieser kraftvollen Haltung.
› Um die Haltung zu verlassen, drücken Sie sich kräftig vom Boden weg und kommen hoch in den Stand.
› Spüren Sie nach und werden Sie sich bewusst, wie Sie sich jetzt in Ihren Beinen und Füßen wahrnehmen und wie Sie sich im Stand erfahren.

82

Entspannungshaltungen   PRAXIS

Entspannungs-haltungen

Der Hatha-Yoga ist eines der wenigen Systeme, in denen sich die Meister Gedanken darüber gemacht haben, welche *Körper*haltungen das Entspannen von Körper und Geist begünstigen. Bereits in den alten Texten wird die »Totenhaltung« – die Entspannung in der Rückenlage – ausdrücklich als geeignet bezeichnet, um zur Ruhe zu finden. Für diverse andere Yogahaltungen gilt die Entspannung zumindest als ein Aspekt ihrer Wirkweisen. Entspannt werden soll vor allem der Geist. Solange er nicht zur Ruhe kommt, solange es uns nicht wirklich gelingt, »abzuschalten«, solange wird auch die Muskulatur nicht richtig loslassen können. Eine wesentliche Hilfe, um abschalten zu können, ist das Zurückziehen der Sinne. Deswegen sind entspannende Yogahaltungen in der Regel so ausgedacht, dass sie dieses Nach-innen-Gehen fördern: Es sind Vorbeugen oder Umkehrhaltungen, in denen man im wahrsten Sinne »sein Gesicht wegdreht«.

Was die Entspannung unterstützt

Es gibt einige Techniken, die die Entspannung erwiesenermaßen unterstützen.
● Die beste Technik ist das Vertiefen – und Verlangsamen – der **Atmung.** Das gelingt oft mühelos, wenn man sich die Hände auf den Bauch legt. Sofort schaltet der Körper auf eine tiefe, ruhige Bauchatmung um, und die Aufregung legt sich.
● Eine zweite bewährte Technik ist das **Summen.** Sie können jeden Ausatem, egal ob Sie üben oder im Alltag unterwegs sind, in ein leises Summen verwandelt. Das erzeugt eine Vibration, die besänftigend wirkt, wenn »die Wellen hochschlagen« – wenn die Gehirnwellen hoch und ungestüm sind. Und der Klang fördert die Verinnerlichung.

MIT BEDACHT ÜBEN

Nicht immer ist Entspannung das Richtige:

❯ Es gibt Situationen im Leben, in denen Entspannungshaltungen nur mit Bedacht geübt werden sollten. Wenn Sie gerade massive Sorgen oder sogar Depressionen haben, sollten Sie lieber Bewegungsabläufe üben, denn die ruhigen Haltungen geben Ihnen sonst reichlich Gelegenheit zum Grübeln.
❯ Es gibt auch Tage, an denen Sie sich einfach innerlich zu unruhig fühlen, um stillzuhalten. Wenn Sie also merken, dass Sie die Entspannungshaltung eher noch nervöser macht, dann respektieren Sie dieses Empfinden. Entspannung kann nicht erzwungen werden! Aber sie kann erlernt werden!

WICHTIG !

● Auch sehr bewährt ist es, ganz in die **Empfindung des Körpers** zu gehen. Sobald wir bewusst spüren, sind wir wieder ganz im Hier und Jetzt, und vieles, was uns Sorgen macht, beschäftigt oder plagt, relativiert sich. Die Konzentration auf die Empfindung hilft uns, wieder eins mit unserem Körper zu werden. Je öfter man das übt, desto verlässlicher wird dann der eigene Körper zu einem Ort des Rückzugs und der Regeneration.

Schulterbrücke
mit intensivierter Bauchatmung

❯ In der Rückenlage stellen Sie die Beine angebeugt auf. Die Füße stehen parallel zueinander und hüftgelenkbreit und die Unterschenkel in etwa senkrecht.

❯ Drücken Sie kräftig mit den Außenkanten der Fersen gegen den Boden, und heben Sie Becken und Rücken in die Schulterbrücke. Schmiegen Sie dabei weiter die Großzehenballen an den Boden.

❯ Legen Sie nun beide Hände auf den Oberbauch. Wenn die Einatmung kommt, geben Sie der Bauchdecke ein bisschen Widerstand. Wenn Sie ausatmen, bewegen Sie die Bauchdecke mit den Händen ein wenig nach innen und kopfwärts. **1**

❯ Fahren Sie damit fort, und beobachten Sie, wie sich die Bauchatmung vertieft und wie sie an Kraft gewinnt.

❯ Wenn Sie merken, dass Ihre Beine ermüden, legen Sie die Arme auf dem Boden ab, heben die Fersen und rollen Ihren Rücken Wirbel für Wirbel zum Boden ab.

❯ Sobald das Becken aufliegt, empfangen Sie den Aufatem – der auch ein Gähnen sein kann – und bleiben mit aufgestellten Beinen eine Weile in der Wahrnehmung der ruhigen, tiefen Bauchatmung.

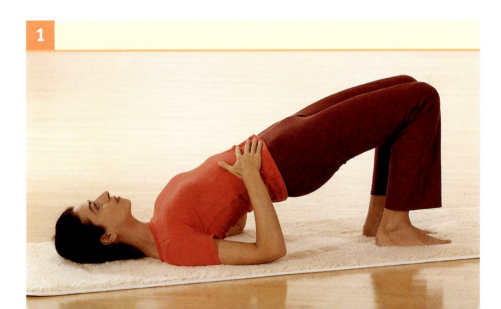

Entspannungshaltungen **PRAXIS**

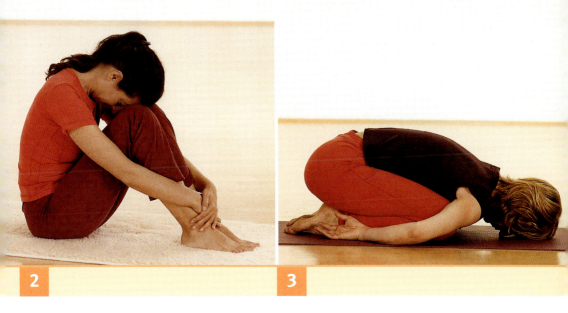

Eihaltung

> Setzen Sie sich auf den Boden und stellen Sie die Beine angebeugt auf. Nehmen Sie sie möglichst dicht zusammen und umfangen Sie sie mit den Armen.
> Lassen Sie die Stirn auf die Knie sinken, sodass Sie nun ganz in sich zusammengezogen sind, wie ein Küken in seinem Ei.
> Atmen Sie ruhig und tief in den Bauch- und Beckenraum und in den Rücken. **2**
> Verweilen Sie so möglichst einige Minuten, und richten Sie sich anschließend ganz behutsam wieder auf.

Kleine Hilfe: Wenn die Stirn nicht zu den Knien sinken kann, dann legen Sie einen oder beide Unterarme über die Knie.

Yogamudra

> Kommen Sie in den Fersensitz – eventuell mit einem Sitzkissen zwischen den Beinen. Stellen Sie die Hände vor den Knien auf, und dehnen Sie sich weit aus der Wirbelsäule heraus.
> Lassen Sie den Rumpf langsam sinken, bis die Stirn den Boden berührt, und legen Sie die Arme neben dem Körper ab. **3**
> Verweilen Sie so möglichst einige Minuten lang, und atmen Sie ruhig und tief in den Bauch- und Beckenraum und den Rücken.
> Richten Sie sich behutsam wieder auf, und spüren Sie mit geschlossenen Augen nach.

Kleine Hilfe: Wenn die Stirn nicht zum Boden kommt, legen Sie sie auf die übereinander gelegten Hände oder machen Sie einen »Fäusteturm«.

Die »Aufladehaltung«
Entspannung in der Bauchlage

Ich nenne diese Haltung so, weil sich der Körper besonders gut energetisch aufladen kann, was sehr regenerierend wirkt. Sie brauchen eine warme Yogamatte.

> Kommen Sie in die Bauchlage. Führen Sie die Beine in eine leichte Grätsche, sodass Sie die Leisten und die Innenseiten der Oberschenkel an den Boden schmiegen können. Finden Sie eine bequeme Stellung für Ihre Füße.
> Drehen Sie den Kopf so, dass sich Ihr Nacken wohl fühlt. Wenn sich keine Seitlagerung gut anfühlt, dann legen Sie die Hände übereinander und die Stirn oder eine Schläfe auf die Handrücken. **1** Legen Sie sonst die Arme neben dem Körper ab. **2**
> Verweilen Sie so einige Minuten, und atmen Sie ruhig und tief zur Rückseite der Taille oder in den Beckenraum. Beobachten Sie, wie Ihre Wirbelsäule mit jeden Atemzug mitschwingt und wie sie sich etwas in die Länge dehnt und wieder zusammenzieht.
> Um die Haltung zu verlassen, räkeln Sie sich wohlig und kommen dann langsam über die Seite hoch in den Sitz.

Kleine Hilfe: Wenn Sie empfindlich im unteren Rücken sind, beugen Sie ein Bein seitlich an und schieben sich eventuell ein Kissen oder eine Decke unter dieses Knie.

Die »Totenhaltung«
Entspannung in der Rückenlage

Sie brauchen eine warme Yogamatte. Wenn Sie länger liegen bleiben wollen, decken Sie sich warm zu, da der Körper in der Rückenlage sehr schnell auskühlt.

> Kommen Sie in die Rückenlage. Lassen Sie die Beine entspannt aus den Hüftgelenken zur Seite sinken, und legen Sie die Arme so neben dem Körper ab, dass die Schultern möglichst entspannt sind. **3**
> Schließen Sie die Augen, und ziehen Sie sich mit der Wahrnehmung ganz in Ihren Körper zurück, so wie eine Schildkröte ihre Gliedmaßen und den Kopf einzieht.
> Atmen Sie ruhig und tief in den Bauchraum, und geben Sie sich mit jedem Atemzug etwas mehr an den Boden ab.
> Versuchen Sie, absolut regungslos – wie eine Tote – zu liegen, sodass sich Ihre Wahrnehmung langsam aus dem Körper zurückzieht, während der Geist ganz wach und klar bleibt. Verweilen Sie so mehrere Minuten bis zu einer Viertelstunde.
> Um die Haltung zu verlassen, dehnen Sie sich behutsam und wohlig. Bleiben Sie noch einige Atemzüge in der Seitlage, bevor Sie sich wieder aufrichten.

Kleine Hilfe: Bei einem empfindlichen Rücken hilft eine zusammengerollte Decke oder ein Kissen unter den Knien. Legen Sie eventuell ein flaches Kissen unter den Kopf.

Entspannungshaltungen | **PRAXIS**

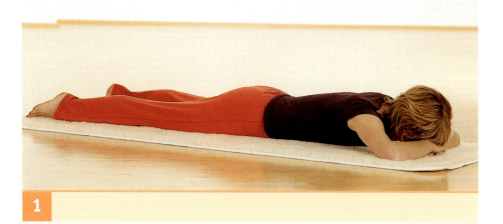

1

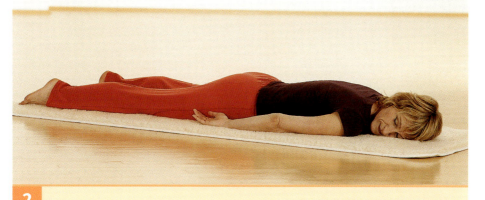

2

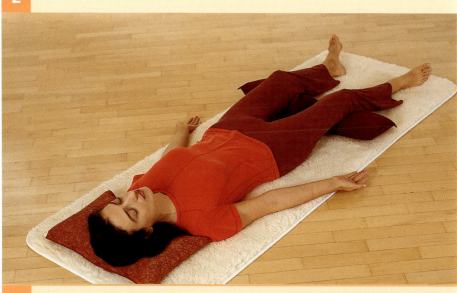

3

Augenübungen

Viele indische Yogalehrer, die sehr traditionell ausgerichtet sind, beziehen Übungen für die Augen mit ein. Damit verfolgen sie allerdings nicht so sehr die Absicht, das Sehen ihrer Teilnehmer zu verbessern, sondern sie hoffen, über die Augen den Geist erreichen zu können. Dieser Zusammenhang hat sich den Yogameistern schon sehr früh erschlossen, denn – als herausragende Beobachter, die sie waren und sind – wurde ihnen deutlich, dass die geistige Aktivität immer mit einer Augenbewegung verknüpft ist. Wie man weiß, bewegen wir ja sogar im Schlaf heftig die Augen (Phase des »Rapid-Eye-Movement«), und zwar dann, wenn unser Geist träumend in Aktion ist. Halten wir dagegen die Augen still oder fokussieren den Blick, dann wird auch der Geist still oder konzentriert!

So kann man einerseits ganz gezielt die Augen »benutzen«, um dem Geist bei der Entspannung zu helfen. Andererseits ist es wichtig zu lernen, die Augen abwechselnd auszurichten und zu entspannen. Wir unterscheiden in unserer Sprache zwischen blicken, sehen, schauen und bezeichnen damit verschiedene Grade der Aktivität. Wenn wir immer nur blicken oder sehen (hinsehen, ansehen, zusehen, wegsehen), dann werden die Augen bald ermüden. Sie brauchen zwischendurch immer das reine Schauen, also den Zustand, in dem der Blick etwas diffus wird und nichts Spezielles mehr sieht.

Unsere Augen brauchen es auch immer wieder, geschlossen zu werden oder zu blinzeln. Sind sie immer nur offen, dann trocknen sie aus. Blinzelnd locken und verteilen wir die Tränenflüssigkeit, die die Augäpfel befeuchtet und reinigt.

Schließlich soll noch erwähnt werden, was den Yogameistern seit je bewusst war: Das Sehen beginnt im Gehirn und geschieht nur durch bewusste Wahrnehmung. Diese Erkenntnis bedeutet, dass unser Bewusstsein ständig entscheidet, was es sieht – und was es nicht sieht. Das tut es automatisch, aber wir können aus diesem Grund auch immer selbst entscheiden, was wir sehen wollen und was nicht (ähnlich, wie wir ja auch die Fernbedienung des Fernsehers aktiv zum Ein-, Aus- und Umschalten benutzen können!). So lädt uns der Yoga ein, in unserer visuell ausgerichteten Gesellschaft bewusst zu sehen, bewusst wahrzunehmen und bewusst auch mal die Augen zu schließen und wegzusehen.

Das innere Sehen

Das Schließen der Augen hilft oft, den Geist auszuschalten – vor allem, wenn der Blick nach innen gerichtet wird. Dazu wird im Yoga ganz gezielt der innere Sehsinn oder das innere Sehen trainiert. Um diesen inneren Blick auszurichten,

Augenübungen — PRAXIS

gibt es ganz feste Referenzpunkte – wie die Mitte der Stirn, die Nasenspitze oder die Mitte des Schädels. Sie gelten als hilfreich, denn wenn man sie fokussiert, verändert sich der geistige Zustand. Das werden Sie auch deutlich merken können, wenn Sie in dieser Weise üben.

Üben Sie spielerisch

› Bei den folgenden Augenübungen ist es wichtig, dass Sie nicht zu viel machen, sondern vielmehr entspannt und spielerisch üben, da die Augenmuskeln sonst schnell überanstrengt sind.
› Wenn während des Übens die Tränen zu fließen beginnen, lassen Sie es zu, denn Sie wissen ja jetzt, dass Ihre Augen dadurch wunderbar durchspült werden.

Die Augen entspannen I

› Kommen Sie in einen bequemen Sitz – oder besser, wenn möglich, in die Rückenlage – und schließen Sie die Augen.
› Entspannen Sie die Augen in ihren Höhlen, bis sie dort möglichst schwer und regungslos ruhen. Stellen Sie sich vor, dass Ihre Augäpfel immer mehr auf den Boden dieser Höhlen sinken.

Kleine Hilfe: Wenn Ihre Augen immer sehr unruhig sind, dann legen Sie sich ein Sand- oder Lavendelsäckchen oder einfach nur ein leichtes Tuch über die Augen.

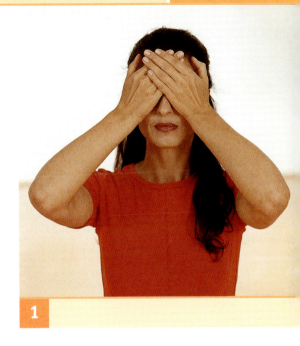

1

Die Augen entspannen II

› Reiben Sie im Sitz oder im Liegen kräftig Ihre Handflächen gegeneinander, bis sie ganz warm sind und innerlich prickeln.
› Legen Sie sich dann die Handflächen über die geschlossenen Augen, und spüren Sie die Wärme, die durch die Lider in den ganzen Augenraum strömt. 1
› Sobald die Hände wieder etwas kühler werden, ziehen Sie sie ganz langsam (!) zur Seite.
› Wiederholen Sie diesen Vorgang einige Male, und spüren Sie noch eine kleine Weile mit geschlossenen Augen nach.

Übrigens: Diese Übung ist auch sehr angenehm nach allen Übungen, in denen Sie den Blick fixieren (Seite 90).

Machen Sie folgende Augenübungen in einer bequemen, aufrechten Sitzhaltung:

Die Augen kreisen lassen

> Entspannen Sie Ihre Augenlider, sodass sie etwas heruntersinken, und entspannen Sie eine kleine Weile die Augäpfel.
> Dann erst beginnen Sie, die Augen kreisen zu lassen. Nehmen Sie sich Zeit, und versuchen Sie, eine möglichst runde und fließende Bewegung entstehen zu lassen.
> Wechseln Sie von Zeit zu Zeit die Richtung.
> Wenn Ihre Augenmuskeln ermüden, spüren Sie mit geschlossenen Augen nach.

Nach oben und unten schauen

> Schauen Sie weit nach oben, bis der Kopf den Augen folgt und Sie zur Decke direkt über sich schauen.
> Schauen Sie dann weit nach unten, bis der Kopf den Augen folgt und Sie direkt an sich hinunterschauen.
> Fahren Sie mit dieser Bewegung, in der die Augen den Kopf führen, im Rhythmus Ihres Atems eine Weile fort.
> Spüren Sie anschließend mit geschlossenen Augen eine kleine Weile nach.

Nach links und rechts schauen

> Blicken Sie ganz weit nach links und »ziehen« Sie damit allmählich Ihren Kopf in die Drehung nach links.

> Dort angekommen, blicken Sie ganz weit nach rechts, sodass Ihr Kopf allmählich in die Drehung nach rechts gezogen wird.
> Lassen Sie so Ihre Augen den Kopf führen – in Ihrem Atemrhythmus.
> Wenn Ihre Augenmuskeln zu ermüden beginnen, halten Sie inne und spüren mit geschlossenen Augen nach.

Die Nasenspitze fixieren

> Entspannen Sie Ihre Augenlider, sodass sie etwas heruntersinken, und entspannen Sie eine kleine Weile die Augäpfel in ihren Höhlen.
> Richten Sie dann Ihren Blick auf die Nasenspitze und halten Sie ihn dort fixiert. Das leichte Schielen ist beabsichtigt.
> Wenn Ihre Augenmuskeln zu ermüden beginnen, halten Sie inne und spüren mit geschlossenen Augen nach.

Zur Mitte der Stirn schauen

> Entspannen Sie Ihre Augenlider, sodass sie etwas heruntersinken, und entspannen Sie eine kleine Weile die Augäpfel in ihren Höhlen.
> Richten Sie dann Ihren inneren Blick nach oben zur Mitte der Stirn und halten Sie ihn dort fixiert. Das leichte Schielen, dass so entsteht, ist beabsichtigt.
> Wenn Ihre Augenmuskeln zu ermüden beginnen, halten Sie inne und spüren mit geschlossenen Augen nach.

Augenübungen | **PRAXIS**

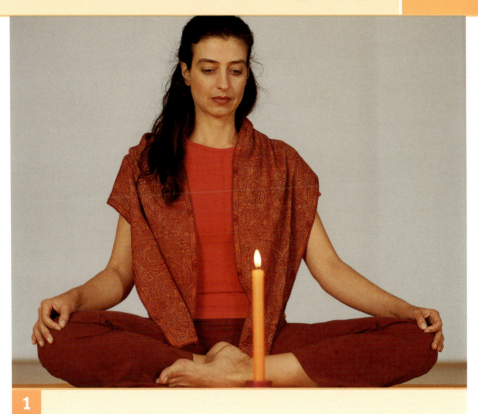

Zur Mitte des Schädels schauen

> Entspannen Sie Ihre Augenlider, sodass sie etwas heruntersinken, und entspannen Sie eine kleine Weile die Augäpfel in ihren Höhlen.
> Richten Sie dann Ihren inneren Blick nach innen zur Mitte des Schädels und halten Sie ihn dort fixiert. Versuchen Sie dabei, Ihren Blick mehr und mehr zu entspannen.
> Wenn Sie merken, dass Ihre Augenmuskeln schließlich zu ermüden beginnen, halten Sie inne und spüren mit geschlossenen Augen nach.

Trataka – die Augenreinigung

Sie brauchen eine Kerze und nach Möglichkeit einen etwas abgedunkelten Raum.
> Stellen Sie die brennende Kerze etwa einen Meter entfernt auf den Boden.
> Fixieren Sie die Flamme mit dem Blick und versuchen Sie, möglichst nicht zu blinzeln – selbst wenn es Ihnen schwer fällt. **1**
> Wenn Ihre Augen zu tränen beginnen, lassen Sie die Tränen einfach fließen, denn das genau ist die Reinigungsübung.
> Wenn Sie merken, dass Ihre Augen wirklich ermüden, schließen Sie sie und spüren so eine Weile nach.

Reinigungsübungen

Reinigung ist eines der großen Themen der Yogapraxis. Dabei ist die Reinheit des Körpers und seiner Organe nur ein Aspekt. Vor allem geht es im Yoga darum, sich zu klären und sich von dem zu befreien, was einen beschwert und behindert. So hat der klassische Yoga schon vor zweitausend Jahren viele Übungen entwickelt, die den Geist reinigen und klären sollen. Und er hat deutlich gemacht, dass Reinheit dort – im Geist – beginnt.

Wohltuende Ausleitung

Der spätere Hatha-Yoga, der die Körperpraxis an den Beginn der Übungspraxis stellte, hat zusätzlich noch zahlreiche Reinigungsübungen für den Körper entwickelt, auch solche, die uns heute äußerst exotisch erscheinen – wie willentliches Erbrechen, Schlucken von Stoffbinden und Ähnliches. Im Grunde handelt es sich dabei allerdings um Therapiekonzepte des Ayurveda, mit dem der Hatha-Yoga ursprünglich eng verbunden war.
Jeder, der schon mal eine Fasten- oder Ausleitungskur gemacht hat, kennt diese Wirkung: Man fühlt sich hinterher leichter, unbeschwerter und vor allem klarer. Dieser Eindruck entsteht, weil der Körper wieder ins Gleichgewicht gekommen ist, zum Beispiel im Hinsicht auf seinen Säure-Basen-Haushalt, die Arbeit der zwei »Äste« des vegetativen Nervensystems (Sympaticus und Vagus), der Hormone und Botenstoffe oder Verdauungsenzyme. Ich möchte im Folgenden drei Reinigungsübungen vorstellen, die äußerst bewährt sind und die Sie auch gut ohne besondere Anleitung oder Aufsicht eines Lehrers praktizieren können.
Die Nasenspülung mit Wasser – *jala neti* – wird mit einem speziell dafür konstruierten Kännchen durchgeführt. Dabei werden Nase und Nebenhöhlen mit lauwarmem oder wechselwarmem Wasser durchspült und von Schleim und Keimen gereinigt. Jala neti ist äußerst bewährt bei häufigen Erkältungen, bei Nebenhöhlenbeschwerden und bei Heuschnupfen.

Agni – das Verdauungsfeuer

Die beiden anderen Reinigungsübungen – Agnisara Dhauti und Uddiyana Bandha (hier auf den Aspekt der Reinigung fokussiert) – sollen helfen, Agni, das Verdauungsfeuer, »anzufachen«, die Verdauungsorgane anzuregen und die Ausscheidung zu fördern.
Agni steht ganz im Mittelpunkt der Körperarbeit und ist für die Hatha-Yogis immer von größtem Interesse gewesen. Genauso wie die ayurvedischen Ärzte hatten nämlich auch die alten Yogameister beobachtet, dass Agni den Stoffwechsel insgesamt regelt und dass unsere Gesundheit im Darm beginnt.

Reinigungsübungen | **PRAXIS**

Das Verdauungsfeuer regelt, ob und wie wir unsere Nahrung verdauen, also aufspalten und absorbieren, aber auch, wie wir Unverdauliches und Stoffwechselabfallprodukte – die sogenannten Schlacken (mala) – wieder ausscheiden. Es regelt somit das Aufnehmen und Ausscheiden, das in der Sichtweise des Yoga im Gleichgewicht sein muss, um körperliche und seelische Gesundheit zu ermöglichen.

Jala Neti – die Nasenspülung

Sie brauchen dafür ein sogenanntes Netikännchen, das etwa 0,5 Liter fasst (siehe Bezugsquellen Seite 125), gutes Meersalz und etwas Mandelöl aus der Apotheke. Üben Sie über einem Waschbecken, einer Wanne, im Garten oder am Strand.

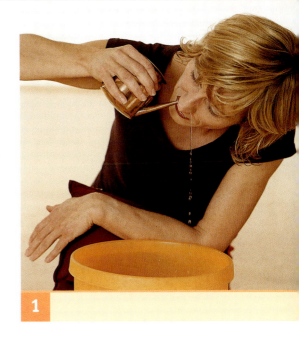

1

- Geben Sie einen gestrichenen Teelöffel Salz in das Netikännchen, und füllen Sie es mit etwa 0,5 Liter lauwarmem Wasser.
- Schieben Sie die Tülle des Netikännchens in ein Nasenloch (das freiere!), und drehen Sie langsam den Kopf zur anderen Seite. Das Salzwasser wird nun durch den oberen Nasengang einströmen, um das Ende der Nasenscheidewand herum und durch die Nebenhöhlen fließen und schließlich durch den unteren Nasengang wieder herausfließen. **1**
- Atmen Sie dabei ruhig weiter durch den Mund (!) ein und aus.
- Wenn das Kännchen leer ist, schneuzen Sie sich einige Male und lassen dann das nachgefüllte Salzwasser noch einmal durch das andere Nasenloch einströmen.
- Schneuzen Sie anschließend kraftvoll, am besten ohne Taschentuch, gleich ins Waschbecken. Tupfen Sie dann die Nase trocken, und reiben Sie sie innerlich mit etwas Mandelöl ein.

Übrigens: Die Nasengänge sind nicht immer auf Anhieb durchlässig, sodass es manchmal eine Weile braucht, bis das Wasser durchfließt. Und nicht erschrecken, wenn noch Stunden später etwas Wasser aus der Nase läuft, wenn Sie sich nach unten beugen. Das ist normal und ungefährlich.
Wichtig: Sie sollten Jali Neti nicht üben, wenn Sie schwer erkältet sind! Die Nasenspülung ist für die Prophylaxe gedacht!

YOGAHALTUNGEN, DIE DEM ALTERN ENTGEGENWIRKEN

Feuerspülung
Agnisara Dhauti

> Stellen Sie sich hin, die Füße beckenbreit voneinander entfernt.
> Beugen Sie die Beine etwas an, und stützen Sie sich mit beiden Händen an den Knien ab. Arme und Unterschenkel sollten sich in einer stabilen Linie befinden. **1**
> Entspannen Sie Ihren Bauchraum und die Bauchdecke. Atmen Sie vorbereitend ein und wieder ein wenig aus.
> Bewegen Sie dann – ohne weiterzuatmen – die Bauchdecke: Ziehen Sie sie ein, lassen Sie sie wieder los – im schnellen Wechsel. Führen Sie diese Bewegung so locker und mühelos wie möglich aus.
> Wenn Sie merken, dass Sie weiteratmen möchten, atmen Sie wieder tief ein und kraftvoll durch den Mund aus, während Sie den Oberkörper in die Vorbeuge sinken lassen. **3**
> Richten Sie sich langsam einatmend auf, und beginnen Sie einen zweiten Zyklus der Feuerspülung. Üben Sie insgesamt drei Zyklen.
> Kommen Sie anschließend in den aufrechten Stand. Legen Sie beide Hände übereinander rechts unten auf den Bauch, und streichen Sie mit ihnen dann einige Male kreisförmig rechts hoch und links hinunter (also im Sinne der Peristaltik). **4**
> Spüren Sie anschließend noch einen Moment im Bauchraum nach.

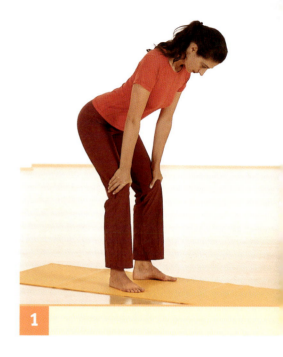

1

Wichtig: Machen Sie die Feuerspülung und das Baucheinziehen immer im nüchternen Zustand. Trinken Sie vorher auch keine größere Mengen Flüssigkeit.
Sie sollten die Übungen nicht machen, wenn Sie akute Entzündungen im Bauchraum haben und erst kürzlich operiert wurden.

Bauch einziehen
Uddiyana Bandha

> Stellen Sie sich hin, die Füße beckenbreit voneinander entfernt.
> Beugen Sie die Beine etwas an, und stützen Sie sich mit beiden Händen an den Knien ab. Arme und Unterschenkel sollten sich in einer stabilen Linie befinden. **1**

Reinigungsübungen PRAXIS

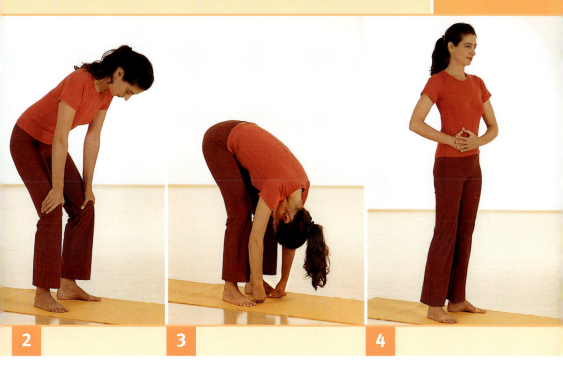

> Entspannen Sie Ihren Bauchraum und die Bauchdecke. Atmen Sie vorbereitend tief ein und wieder tief aus, wobei Sie den Rücken runden.
> Bleiben Sie in der Atemleere und machen Sie eine Schluckbewegung, um den Kehldeckel zu schließen.
> Strecken Sie dann das Becken nach hinten-unten und die Wirbelsäule nach vorn-oben, und ziehen Sie die Bauchdecke nach innen und oben. Sie wird gleichzeitig eingezogen und eingesogen, sodass eine tiefe Höhlung rund um den Nabel entsteht. **2**
> Wenn Sie merken, dass Sie wieder einatmen wollen, entspannen Sie zuerst die Bauchdecke und atmen dann tief ein.

> Atmen Sie kraftvoll durch den Mund aus, während Sie den Oberkörper in die Vorbeuge sinken lassen. **3**
> Richten Sie sich langsam einatmend auf, und beginnen Sie einen zweiten Zyklus des Baucheinziehens. Üben Sie insgesamt drei Zyklen.
> Kommen Sie anschließend in den Stand. Legen Sie beide Hände übereinander rechts unten auf den Bauch, und streichen Sie mit ihnen dann einige Male kreisförmig rechts hoch und links herunter (also im Sinne der Peristaltik). **4**
> Spüren Sie anschließend noch einen Moment im Bauchraum nach.

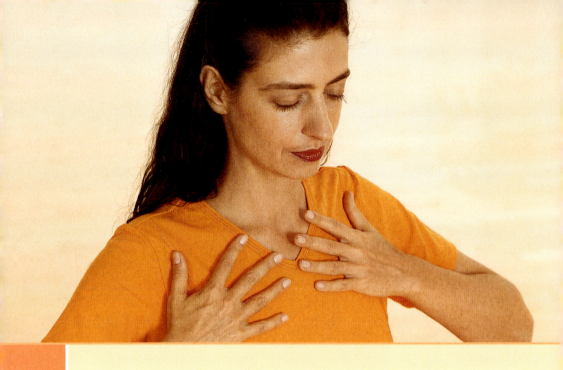

Ein langer, tiefer Atem schenkt langes Leben

Als der Yoga in Indien entstand, war die vorherrschende Meinung, dass jeder Mensch eine bestimmte Anzahl von Atemzügen für dieses Leben zugeteilt bekommt. Um lange zu leben, musste man folglich alles versuchen, um möglichst sparsam mit diesem kostbaren Gut umzugehen. Vor diesem gedanklichen Hintergrund entwickelten sich viele Atemtechniken, die dazu führen, dass der Atem ganz lang und voll wird, und vor allem, dass Pausen zwischen dem Ein- und dem Ausatmen entstehen. Auch heute noch findet man viele Yogatraditionen, die darauf großen Wert legen – damit der Atem so immer stiller wird, um irgendwann ganz zur Ruhe zu kommen.

Der moderne Yoga betrachtet diese Übungen mit einer gewissen Zurückhaltung, da die Praxis zeigt, dass viele Menschen viel zu angespannt in ihrer Atemmuskulatur sind, als dass solche Techniken ihnen gut tun würden. Heutzutage werden vor allem Übungen entwickelt, die helfen, den Atem zu entspannen und ihn ruhig und fließend werden zu lassen.

Atempausen sind immer dann willkommen, wenn sie von alleine entstehen, und sie werden nur so lange gehalten, wie es mühelos möglich ist. Kurz gesagt, ist das einst sehr vehemente *Einwirken auf den Atem* einem äußerst behutsamen und unterstützenden *Umgehen mit dem Atem* gewichen. Achten Sie also darauf, dass Sie selbst in den Übungen behutsam und unterstützend mit Ihrem Atem umgehen – und erzwingen Sie niemals etwas!

Mit dem Atem sein

Wenig bringt oft mehr

Unser Atem ist äußerst empfindlich. Er beginnt sich oft schon zu verändern, wenn wir ihn nur beobachten. Wenn man etwas von ihm will, zum Beispiel lang und tief zu sein, dann wird er schnell verspannt, wodurch einem regelrecht die Luft wegbleiben kann.

Üben Sie deswegen zuerst, einfach nur mit Ihrem Atem zu sein, nichts von ihm zu wollen und nicht auf ihn einzuwirken. Dadurch entsteht Vertrauen, und Ihr Atem wird sich mehr und mehr entspannen. Dieser entspannte Atem wird von alleine lang und tief werden, und er wird von ganz alleine Atempausen machen. Je sanfter Sie auf Ihren Atem einwirken, desto eher und tief greifender werden sich positive Auswirkungen zeigen, denn Ihr Atem ist ein Kind der Freiheit!

Lernen Sie Ihren Atem kennen

Der Atem wird im Yoga als der direkteste Zugang zum Geist angesehen, denn Atem und Geist sind aufs Engste miteinander verbunden. Sicher haben Sie auch schon gemerkt, dass Sie in Situationen, in denen Sie geistig stark gefordert sind, unwillkürlich Ihren Atem anhalten.

Ebenso stark ist der Atem unseren Gefühlen und Empfindungen verbunden. Beobachten Sie deshalb im Alltag immer mal wieder Ihren Atem und machen Sie sich bewusst, ob er fließt oder stockend ist, tief oder flach, lang oder kurz. Vor allem aber beobachten Sie, ob er Sie in dem, was Sie tun, unterstützt und ob er Sie genügend nährt. Wenn Sie feststellen, dass er das nicht tut, dann lassen Sie sich wieder »zu Luft kommen«, indem Sie »erst mal tief durchatmen« oder aufatmen. Sehr hilfreich ist es auch, sich in einer solchen Situation kurz auf die Bauchatmung (Seite 98) zu konzentrieren. Sie werden merken, dass ein solches »Luftholen« auch unauffällig in den Alltag integriert werden kann, sodass ein langer, entspannter Atem Ihnen dann die Kraft schenken kann, die Sie brauchen, um den Anforderungen des täglichen Lebens gerecht werden zu können. Wann immer es möglich ist, unterstützen Sie Ihren Atem, indem Sie sich dehnen und räkeln – damit dehnen und räkeln sich auch Ihre Lungen und Ihr Atem!

EIN LANGER, TIEFER ATEM SCHENKT LANGES LEBEN

Die Bauchatmung

Die Bauchatmung ist die natürlichste und tiefste Atemweise, die unser Körper kennt. Sie hilft uns, schnell wieder »vom Kopf in den Bauch« zurückzukehren, sodass sich der Geist beruhigen kann. Gleichzeitig steckt in der Bauchatmung unser größtes Atempotenzial, denn durch sie können wir das größtmögliche Atemvolumen ausschöpfen.

Der größte Teil der Lungenbläschen, über die sich die Atemluft mit dem Blut verbinden kann, sitzt nämlich an der Lungenbasis und wird über den kräftigsten Atemmuskel, das Zwerchfell, aktiviert. Deswegen wird die Bauchatmung auch Zwerchfellatmung genannt. Ein kräftiges Zwerchfell erschafft eine kraftvolle Bauchatmung, und die kraftvolle Bauchatmung stärkt mit jedem tiefen Atemzug das Zwerchfell, sodass mit einer bewussten tiefen Atmung ein äußerst positiver Prozess in Gang gesetzt wird.

Es ist gut möglich, dass Sie, wenn Sie mit der Bauchatmung beginnen, zuerst herzhaft gähnen müssen. Lassen Sie es zu, denn auch Gähnen ist eine tiefe, natürliche Atmung und zudem ein hervorragende Möglichkeit, den Körper zu entsäuern und zu entgiften. Gähnen Sie also so intensiv wie möglich, öffnen Sie den Mund ganz weit, entspannen Sie Mund- und Rachenraum und lassen Sie Ihre Tränen fließen. Alles das reinigt und entspannt!

Bauchatmung – leicht gemacht

> Legen Sie sich auf einer weichen Matte auf den Rücken, und stellen Sie die Beine angebeugt auf. Die Arme liegen neben dem Körper.
> Führen Sie nun einige Male die Hände langsam zur Bauchdecke und legen Sie eine Hand oberhalb und eine unterhalb des Nabels auf. Erspüren Sie, wie die Geste, mit der Sie Ihre Hände von außen zu Ihrer Leibesmitte führen, eine Geste des Zu-sich-Kommens ist.
> Lassen Sie die Hände dann auf der Bauchdecke ruhen, und beobachten Sie, wie schnell sich Ihre Bauchatmung einstellt und sich dann nach und nach vertieft. **1**
> Werden Sie sich bewusst, in welchem Maße diese immer tiefer werdende Bauchatmung Sie »zu sich kommen« lässt.
> Fahren Sie mit dieser tiefen Atmung so lange fort, wie es Ihnen angenehm ist.
> Um dieses Tun zu beenden, dehnen und räkeln Sie sich ausgiebig.

Die Bauchatmung vertiefen I

> Kommen Sie in den Vierfüßlerstand. Entspannen Sie Ihre Bauchdecke, und atmen Sie ruhig und tief ein.
> Ziehen Sie ausatmend den Nabel so kraftvoll Richtung Wirbelsäule, dass Sie dadurch in den Katzenbuckel kommen. **2**
> Entspannen Sie die Bauchdecke wieder – wodurch der Bauch etwas nach unten

sinkt – und atmen Sie ein. **3** Ausatmend ziehen Sie wieder den Nabel nach oben.
> Fahren Sie damit fort, und konzentrieren Sie sich ganz auf die tiefe Ausatmung (der von alleine die tiefe Einatmung folgt).
> Spüren Sie anschließend im aufrechten Sitz nach und beobachten Sie die Wirkung auf Kraft und Tiefe Ihrer Atmung.

Die Bauchatmung vertiefen II

> Kommen Sie auf einer weichen Unterlage in die Rückenlage, und stellen Sie die Beine angebeugt auf. Halten Sie die Füße parallel zueinander und hüftgelenkbreit. Achten Sie darauf, dass Ihre Unterschenkel in etwa senkrecht stehen.
> Drücken Sie kräftig mit den Außenkanten der Fersen gegen den Boden, und heben Sie so erst das Becken, dann den Rücken, bis Sie eine Schulterbrücke machen.
> Legen Sie die Hände auf den Bauch, und geben Sie etwas Widerstand, wenn der nächste Einatem die Bauchdecke heben möchte. **4** Helfen Sie mit den Händen nach, um die Ausatmung – bei der der Nabel sinkt – zu vertiefen.
> Fahren Sie damit so lange fort, wie Sie die Schulterbrücke zu halten vermögen.
> Um die Haltung zu verlassen, rollen Sie den Rücken Wirbel um Wirbel zum Boden zurück, legen die Arme neben dem Körper ab und beobachten mit noch immer aufgestellten Beinen die Wirkung auf Kraft und Tiefe Ihrer Atmung.

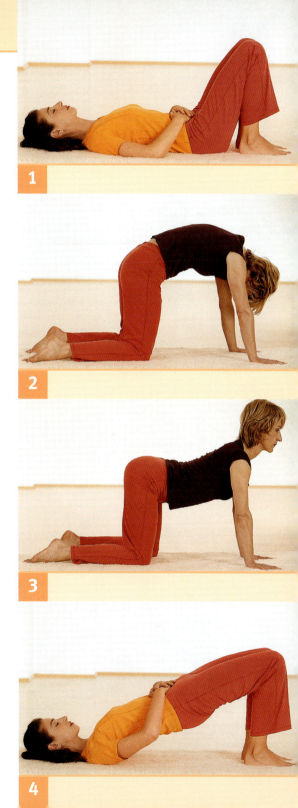

Die vollkommene Atmung

Die »vollkommene Atmung« verbindet die Bauchatmung mit der Flanken- und der Lungenspitzenatmung, sodass ein Atem entsteht, der gleichzeitig tief und raumgreifend ist. Aus diesem Grund ermöglicht es die vollkommene Atmung, wirklich die gesamte Atemkapazität auszuschöpfen.

Im Gegensatz zur Bauchatmung ist sie keine natürliche Atmung, sondern eine Atemform, die bewusst ausgeführt werden muss.

Damit der ganze Brustraum beatmet werden kann, braucht es eine große Flexibilität der Rippen und vor allem der Zwischenrippenmuskeln.

Das bedeutet, dass die vollkommene Atmung immer etwas Vorbereitung braucht. Besonders dafür geeignet sind die dynamischen Drehungen des Kundalini-Yoga (Seite 48) und die Drehhaltungen wie der Drehsitz (Seite 76).

› Der Atem steigt vom Bauchraum auf bis zu den Lungenspitzen.

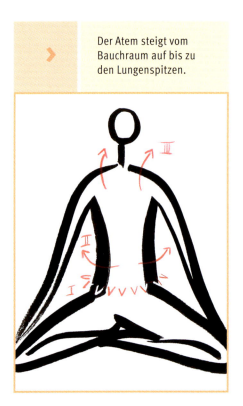

› Kommen Sie in einen bequemen und aufrechten Sitz.
› Legen Sie zuerst die Hände auf die Bauchdecke, und verbinden Sie sich mit der ruhigen, tiefen Bauchatmung, die sich dadurch bald einstellen wird. Entspannen Sie Ihren Atem, bis er ganz sanft und fließend geworden ist. **1**
› Legen Sie dann die Hände seitlich an den Brustkorb – also an die Flanken – und beobachten Sie, wie der einströmende Atem Ihre Hände etwas nach außen-oben hebt und wie der ausströmende Atem sie wieder nach innen-unten sinken lässt. Atmen Sie weiterhin so entspannt und fließend wie möglich. **2**
› Nach einer Weile legen Sie dann die Hände auf Ihr Dekolleté gerade unterhalb der Schlüsselbeine. Beobachten Sie, in welchem Maße sich der obere Brustkorb mit jedem Atemzug hebt und senkt. **3**

Atemübungen | PRAXIS

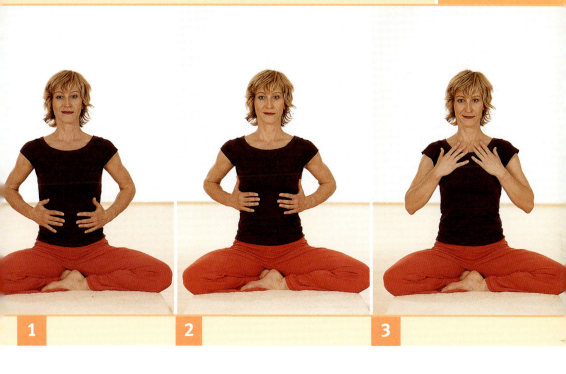

1 **2** **3**

Fahren Sie damit eine Weile ganz entspannt fort.
- Legen Sie die Hände zurück in den Schoß oder an die Knie, und versuchen Sie, Ihren Atem noch tiefer zu entspannen!
- Versuchen Sie dann, Ihren Einatem ganz bewusst erst nach unten – in Richtung Bauch – strömen zu lassen, dann in die Flanken und schließlich nach oben, unter die Schlüsselbeine. Teilen Sie dabei den Atem so auf, dass nur etwa 20 Prozent als Bauchatmung nach unten gehen, sodass Sie noch genügend Spielraum haben, um den Bereich der Flanken und der Lungenspitzen zu füllen.
- Lassen Sie ausatmend die Luft aus allen drei Bereichen gleichzeitig ausströmen, bis Sie das Gefühl haben, dass Sie ganz leer sind.
- Fahren Sie damit eine Weile fort und achten Sie darauf, immer ganz ruhig und entspannt zu atmen. Sollte das nicht mehr möglich sein, brechen Sie die Übung ab und lassen Sie Ihren spontanen Aufatem kommen.
- Wenn Sie das bewusste Atmen beendet haben, bleiben Sie Ihrem Atem anschließend noch eine kleine Weile verbunden.

Wichtig: Wahrscheinlich werden Sie Ihre Übungsdauer nur ganz allmählich ausdehnen können. Machen Sie gegebenenfalls immer wieder Pausen, um zu verhindern, dass sich Ihr Atem verspannt.

Die Wechselatmung

Wechselatmung heißt, dass man abwechselnd mal über den einen, mal über den andere Nasengang aus- und einatmet. Für die Yogis sind die beiden Nasengänge eng mit den polaren Qualitäten verbunden, die das Leben bestimmen (Seite 73):

LINKER NASENGANG	RECHTER NASENGANG
Mond	Sonne
weiblich	männlich
Ruhe	Aktivität
aufnehmend	abgebend
passiv	aktiv
Introversion	Extroversion
...	...

Schon vor Hunderten von Jahren fanden sie heraus, dass sich – dem Biorhythmus des Körpers folgend – im Abstand von etwa drei Stunden mal der eine, mal der andere Nasengang durch leichtes Anschwellen der Schleimhaut etwas verschließt. Dadurch wird der jeweils andere, freiere aktiviert. Auf diese Weise steht mal der passive, mondhafte, mal der aktive, sonnenhafte Aspekt unserer Lebensenergie mehr im Vordergrund. Da wir, bedingt durch die Anforderungen des Alltags, diesem für unsere körperliche und psychische Gesundheit so wesentlichen Wechsel zwischen Aktivitäts- und Ruhephasen nicht mehr Folge leisten können, gerät unser inneres Gleichgewicht aus den Fugen. Um es wiederherzustellen, ist die Wechselatmung eine äußerst bewährte und hilfreiche Technik.

In den meisten Yogatraditionen werden bei der Wechselatmung die Nasengänge mit der Hand abwechselnd geschlossen. In der hier beschriebenen Form dagegen erfolgt der Wechsel vom einen zum anderen Nasengang in der Vorstellung. Auf diese Weise wird die Übung zum einen subtiler, und zum anderen irritiert man nicht die diversen Reflexzonen der Nasenmuscheln. Auch vermeidet man auf diese Weise, dass die Nase verklebt.

So wirkt die Wechselatmung

Die Wechselatmung ist eine der Grundatemformen des Yoga.

› Sie kann zu jeder Tageszeit sinnvoll geübt werden, weil sie immer ausgleichend wirkt: belebend, wenn Sie müde sind, und beruhigend, wenn Sie Mühe haben, abzuschalten und zur Ruhe zu kommen. Gleichzeitig ist sie eine hervorragende Übung für die Konzentrationsfähigkeit, denn sie unterstützt den Geist darin, sich wieder zu sammeln und zu fokussieren, wenn die vielen auseinander strebenden Aktivitäten des Tages ihn zerstreut und geschwächt haben – ein Zustand, der sich außerordentlich treffend in der Bemerkung widerspiegelt: »Ich weiß gar nicht

Atemübungen   PRAXIS

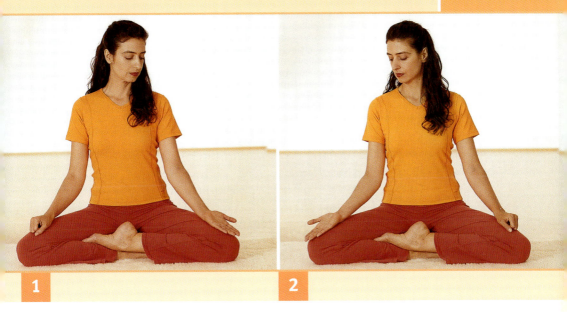

mehr, wo mir der Kopf steht!« Um diese Atemübung machen zu können, schließt man automatisch die Augen und zieht sich nach innen in die Welt der Empfindungen zurück. Allein dadurch beginnt sich der Geist schon zu regenerieren.

› Sie können die Wechselatmung – klassisch – im Sitzen üben oder im Liegen, sogar im Bett, Sie können sie aber auch mit verschiedenen Yoga-Asanas verbinden (etwa mit dem Krokodil, Seite 74).

Die Wechselatmung im Sitzen

› Kommen Sie in einen bequemen und aufrechten Sitz Ihrer Wahl. Legen Sie die Hände so auf die Knie oder Oberschenkel, dass die Arme entspannt gestreckt sind.
› Verbinden Sie sich mit Ihrem Atem, der über beide Nasengänge ein- und ausströmt, und entspannen Sie sich atmend mehr und mehr.
› Atmen Sie nun über beide Arme und Nasengänge ein bis hoch zur Mitte der Stirn.
› Wenden Sie den Kopf ein wenig nach links, und atmen Sie von der Mitte der Stirn über den linken Arm aus. **1**
› Atmen Sie über links wieder ein und drehen Sie den Kopf dabei zur Mitte zurück.
› Wenden Sie den Kopf etwas nach rechts, und atmen Sie von der Mitte der Stirn über den rechten Arm aus. **2**
› Fahren Sie damit fort: Atmen Sie auf einer Seite **aus** und wieder **ein** → **Seitenwechsel** → atmen Sie **aus** und wieder **ein** → **Seitenwechsel** → und so weiter. Fahren Sie damit so lange fort, wie es Ihnen angenehm ist.
› Spüren Sie nach, wie sich dieses Tun auf Ihren Atem und Geist ausgewirkt hat.

EIN LANGER, TIEFER ATEM SCHENKT LANGES LEBEN

Die Wechselatmung im Liegen

> Legen Sie sich am Boden auf einer weichen, warmen Unterlage auf den Rücken.
> Strecken Sie beide Arme seitlich in Schulterhöhe am Boden aus. Beugen Sie beide Beine an und stellen Sie die Füße vor dem Gesäß auf.
> Dehnen Sie sich über beide Arme in die Breite.
> Atmen Sie über den linken Arm ein. Schließen Sie dann die linke Hand zur Faust, und atmen Sie über den rechten Arm aus. **1**
> Atmen Sie dann wieder über den rechten Arm ein, schließen Sie die rechte Hand zur Faust, und atmen Sie über den linken Arm aus.
> Fahren Sie damit ruhig und regelmäßig atmend fort.
> Beenden Sie nach einer Weile diese Atemlenkung, und legen Sie die Arme wieder zurück neben den Körper.
> Spüren Sie anschließend in dieser Haltung – Rückenlage mit den Armen neben dem Körper – nach, als wie ausgeglichen Sie sich in den beiden Seiten des Körpers erfahren.

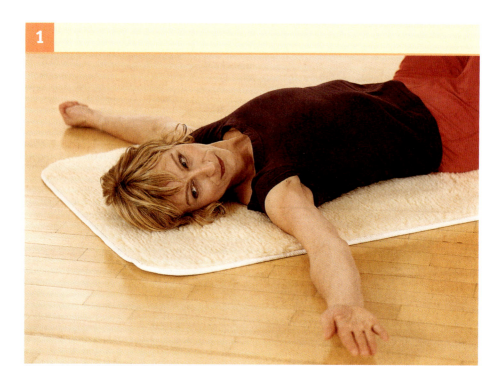

1

Atemübungen **PRAXIS**

Kapalabhati – das Schädelleuchten

Kapalabhati ist ein Reinigungsatem mit verstärkter Ausatmung.
Bei der inneren Atmung in der Zelle entsteht als Abfallprodukt Kohlendioxid, also Kohlensäure. Dieses Gas, das wir als Sprudel aus der Mineralwasserflasche kennen, ist dann, wenn es im Blut gelöst wird, ein Stoff, der den Körper im Sinne einer Schlacke stark belastet. Je höher seine Konzentration ist, desto mehr verschiebt sich der pH-Wert unseres inneren Milieus zum Sauren hin. Wir werden regelrecht innerlich sauer – und damit nicht nur anfälliger für Erkrankungen, sondern auch für den Angriff der »freien Radikalen«, jener hochaggressiven Sauerstoffverbindungen, die – wenn sie ungehemmt sind – den Zellabbau beschleunigen, aber auch Krebs auslösen können.

So wirkt Kapalabhati

Den Namen »Schädelleuchten« hat die Übung bekommen, da viele Menschen nach einiger Übungsdauer von einem Gefühl großer Klarheit und Frische speziell im Kopf berichten.
Sehr gute Erfahrungen wurden mit dieser Reinigungsatmung auch bei verstopften oder sogar entzündeten Nebenhöhlen gemacht, die auf diese Weise wieder belüftet werden und deren Schleimhaut wieder besser durchblutet wird.

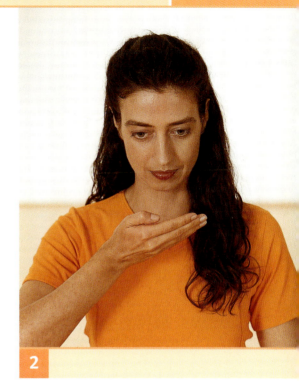

2

Sicher kam der Name auch zustande, weil sich aufgrund des erhöhten Sauerstoffanteils im Blut oft ein leichtes Schwindelgefühl *(dizzyness)* einstellt. Es geht schnell wieder vorbei – nämlich dann, wenn der Anteil von CO_2 im Blut wieder ansteigt –, vorher aber entspannt die *dizzyness* wunderbar den Geist.

› Kommen Sie in einen bequemen und aufrechten Sitz Ihrer Wahl.
› Halten Sie sich für einen ersten Versuch die Hand – oder ein Taschentuch – vor die Nase, und atmen Sie leicht schnaubend so aus, als wollten Sie einen lästigen Fussel aus dem Nasengang entfernen. **2**

- Wenn Sie sich ganz auf das Ausschnauben konzentrieren, wird Ihre Einatmung ganz automatisch erfolgen – eben so wie beim richtigen Schnauben! Dabei wird sich ausatmend Ihre Bauchdecke etwas nach innen bewegen und einatmend wieder vorschnellen.
- Wenn Ihnen die Atemtechnik klar ist und Sie vor allem gespürt haben, dass Sie sich um Ihre Einatmung nicht kümmern müssen, sondern sich ganz der aktiven Ausatmung widmen können, dann können Sie mit der eigentlichen Übung beginnen.

- Atmen Sie dafür tief und entspannt ein, und beginnen Sie dann, ganz leicht und fein schnaubend auszuatmen und automatisch einzuatmen. Machen Sie auf diese Weise zuerst 20, dann 40, dann 60 Atemstöße – und so weiter. Halten Sie den Oberkörper und Kopf dabei völlig unbewegt; einzig Ihre Bauchdecke sollte aktiv sein.
- Halten Sie inne, wenn Sie beginnen zu ermüden, und spüren Sie noch eine Weile ruhig nach.

Übrigens: Es ist normal, dass die Bauchdecke zu Beginn Mühe hat, sich so schnell und gleichmäßig zu bewegen. Die Bewegung kann deswegen bald anfangen »zu stottern«. Mit zunehmender Übung wird das Stottern verschwinden, und Sie werden Ihre Bauchmuskeln kraftvoll und koordiniert bewegen können.

Bhramarin – das Bienensummen

Bhramarin ist eine Atemübung, bei der man ausatmend summt wie eine Biene. Durch dieses Summen entsteht in allen Resonanzräumen des Körpers – vor allem im Kopf, im Nacken und im Brustraum – eine starke Vibration. Sie führt dazu, dass alle Gewebe besser durchblutet werden, sodass viele Menschen im Anschluss eine angenehme Wärme und ein leichtes Kribbeln in diesen Körperzonen spüren. Vor allem aber beruhigt Bhramarin den Geist und kann ihn – so sagen die alten Yogatexte – mit Heiterkeit erfüllen. In der hier beschriebenen Version von Bhramarin werden die Öffnungen des Kopfes – insbesondere aber die Ohren – mehr oder weniger verschlossen. Dadurch wird das Summen vor allem im inneren Ohr (dem knöchernen Ohr) hörbar, und die ganze Aufmerksamkeit wird nach innen gelenkt.

- Kommen Sie in einen bequemen und aufrechten Sitz Ihrer Wahl.
- Verschließen Sie mit den Daumen die Ohren, legen Sie die Zeigefinger sanft über die Augen, die Mittelfingerkuppen seitlich an die Nasenflügel, die Ringfinger auf die Oberlippe und die kleinen Finger auf die Unterlippe. Diese Handhaltung *(mudra)* wird »Das Verschließen der sieben Pforten« *(shanmukti mudra)* genannt. **1**

Atemübungen PRAXIS

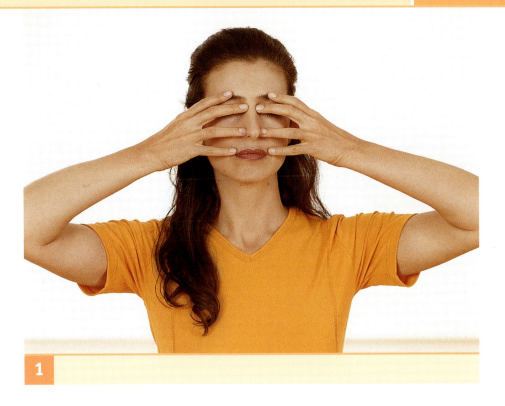

1

> Lauschen Sie eine kleine Weile dem Geräusch Ihres Atems.
> Fahren Sie fort, ruhig und tief zu atmen, aber summen Sie wie eine Biene während des Ausatems. Wenn nach dem Ein- oder Ausatmen Pausen entstehen, lassen Sie sie zu.
> Beenden Sie die Übung, wenn Sie merken, dass Ihre Arme ermüden. Legen Sie die Hände zurück auf die Knie oder in den Schoß, und spüren Sie in Ihrem Inneren noch eine Weile mit geschlossenen Augen nach. Verbinden Sie sich den Empfindungen, die dieses »Bienensummen« in Ihnen hinterlassen hat.

Kleine Hilfe: Damit eine spürbare Vibration entstehen kann, legen Sie beim Summen die Lippen nur leicht aufeinander, und entspannen Sie Ihren gesamten Mundraum (Seite 42). Lassen Sie diesen inneren Raum ganz weit werden, und achten Sie darauf, dass Ihre Zunge von der Wurzel (im Kehlraum) bis zur Spitze ganz gelöst auf dem Mundboden ruht. Schon allein dadurch wird sich Ihr Atem vertiefen.

EIN LANGER, TIEFER ATEM SCHENKT LANGES LEBEN

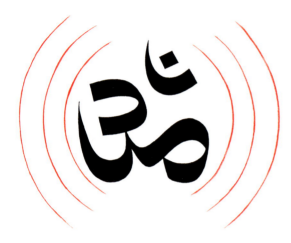

Das OM tönen

Die Silbe OM gilt in der indischen Schöpfungsmythologie als der uranfängliche Klang. »Am Anfang war der Klang« *(nada brahma)*, heißt es in den alten Texten, vergleichbar der berühmten Stelle in der Genesis: »Am Anfang war das Wort.« Es heißt, dass aus diesem ersten Klang alles andere entstanden sei und als verdichteter Klang Gestalt angenommen habe. Indem man das OM tönt, verbindet man sich im Yoga innerlich mit dieser noch formlosen, »frischen« Ur-Energie.
Durch das Summen des OMMMMM entsteht wieder (wie beim vorher beschriebenen Bienensummen) eine Vibration in den Resonanzräumen des Körpers, besonders aber im Kopf. Sie lässt den Geist still werden, sodass er seine alltägliche, unruhige Aktivität aufgibt. Auf diese Weise wird der Geist erfrischt und wieder klar, wie Wasser, in dem die Trübungen absinken.

Um das OM zu tönen, brauchen Sie nicht singen zu können. Es geht ausschließlich darum, dass Sie in Ihrer Tonlage, Lautstärke und Länge sich dem Ton verbinden und ihn aus sich entlassen. Es geht um die innere Empfindung und nicht um die äußere Gestaltung. Deswegen wird Ihr OM auch an jedem Tag etwas anders klingen, denn es spiegelt immer Ihre innere Befindlichkeit wider und verändert diese dann hin zu mehr Ausgeglichenheit. Das OM wird Ihnen helfen, zu sich zu kommen und in sich zu ruhen – wann immer Sie es anwenden!

› Kommen Sie in einen aufrechten und bequemen Sitz Ihrer Wahl.
› Schließen Sie die Augen, und verbinden Sie sich mit Ihrem Atem. Lauschen Sie seinem Ein- und Ausströmen.
› Nach einer kleinen Weile atmen Sie entspannt ein und tönen ausatmend „OOOMMMMMMmmmmm" ...
› Lassen Sie das OM langsam verklingen und einen Moment der Stille folgen, bevor Sie wieder einatmen und ein weiteres OM erklingen lassen.
› Fahren Sie damit fort in Ihrem Rhythmus und so oft und lange, wie es Ihnen angenehm ist.
› Lauschen Sie dem Nachhall des OM, und werden Sie sich der Auswirkungen dieses Tönens auf Ihren Geist bewusst.

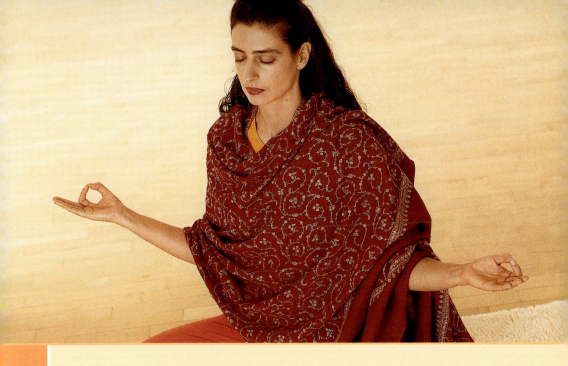

Energie sammeln – sich mit den Quellen verbinden

In der Sichtweise der Meister des Hatha-Yoga besteht unsere gesamte Schöpfung aus Energie, die in mehr oder weniger dichter Form in Erscheinung tritt. Sie ist ganz dicht in Form unserer Knochen, schon wesentlich feiner in Form von Blut und ganz fein in Form der Gefühle, Empfindungen und Gedanken. Auch die uns umgebende Natur und alles, was von Menschenhand geschaffen worden ist, besteht aus Energie, genauso wie sie den Raum zwischen allen Gegenständen in unserer Welt wie auch im gesamten Kosmos füllt. Kurz: Alles ist erfüllt von Energie. Und weil das so ist, sind wir Menschen eingebunden in die Energiekreisläufe des Lebens, die unsere Existenz überhaupt erst ermöglichen. Normalerweise strömt die Energie frei durch unseren Körper. Sie strömt aus ihm hinaus als Handlungen, Worte, Wärme … und strömt in ihn herein als Luft, Nahrung, Licht, Gefühle anderer Menschen, Ansprache, Bewegung … sodass wir alle eigentlich immer einen unendlich großen, energetischen Raum miteinander teilen. Die Voraussetzung, um ihn zu teilen, ist jedoch, dass wir offen und durchlässig sind.

Wenn wir geistig angespannt sind, wenn unsere Muskulatur sich verkrampft, wenn wir das Gefühl haben, unsere Anforderungen nicht mehr bewältigen zu können, oder wenn diese Anforderungen zu einseitig sind, dann verlieren wir dieses Eingebundensein in den großen Kreislauf. Das innere Strömen der Energie kommt ins Stocken, wir verlieren Energie und brennen im schlimmsten Fall aus (Burn-out-Syndrom).

Energieübungen

Eingebundensein, Ausrichtung, Sinn

Die Yogis sind also nicht der Ansicht, dass wir nicht genug Energie haben. Sie glauben vielmehr, dass wir uns mit der immer überall vorhandenen Energie nicht verbinden können und dass wir mit unseren eigenen Energien nicht sinnvoll umgehen. Sie empfehlen deshalb Übungen, die helfen, diese innere Energie zu sammeln und zu zentrieren und sich immer wieder im Äußeren mit den Quellen der Energie zu verbinden. Diese Quellen liegen in ihrer Vorstellung im Lichtvollen, Absoluten, Transzendenten oder Göttlichen, je nachdem, wie man diese uns übergeordnete und uns umfassende Kraft nennen

möchte. Aus dieser Verbindung kann ein Gefühl des Eingebundenseins in die Gesamtheit des Lebens entstehen, dass der eigenen Existenz Ausrichtung und Sinn zu geben vermag. Und gerade diese Sinnfindung ist es, die unser Leben nicht nur reicher und tiefer werden lässt, sondern auch unser Immunsystem stärkt und unsere Gesundheit fördert.

Energiefülle ausstrahlen

Die folgenden Übungen sind jeweils eine Kombination zwischen Konzentration (Dharana), Loslassen und Sich-ganz-der-Erfahrung-Überlassen (Dhyana). Die Konzentration sammelt die inneren Kräfte, und das Loslassen verbindet uns mit den Quellen der Energie. Es ermöglicht uns, einen geistigen Raum in uns zu eröffnen, in den die Fülle der Energie einzuströmen vermag, bis wir wieder so erfüllt – und geistig erholt – sind, dass wir diese Energie selbst ausstrahlen. Das gibt uns im wahrsten Sinne des Wortes »Ausstrahlung« und umgibt uns mit einem Fluidum von Spannkraft, Frische und Lebendigkeit.

› Üben Sie diese Meditationen also vor allem dann, wenn Sie sich erschöpft fühlen. Sie helfen besonders gut, wenn man viel »außer sich sein« musste, also viel reden musste, viel unterwegs war und so weiter, denn sie führen einen wieder zurück in die eigene Mitte.

Energieübungen   PRAXIS

Verwurzeln Sie sich und erfahren Sie Ihren Stirnraum

› Kommen Sie in einen bequemen und aufrechten Sitz Ihrer Wahl.
› Gehen Sie mit Ihrer Wahrnehmung in die Erde und verwurzeln Sie sich im Geiste in ihr. Verbinden Sie sich mit der Stabilität und Ruhe der Erde, die Sie trägt.
› Erspüren Sie dann die nährende, aufrichtende Kraft, die der Erde innewohnt, und lassen Sie sie in Ihre innere Achse einströmen, die sich von der Mitte des Beckenbodens bis hoch zum Scheitelpunkt erstreckt. Wachsen Sie so von innen heraus nach oben – und bleiben Sie doch gleichzeitig ganz verwurzelt. **1**
› Entspannen Sie rund um die tragende innere Achse, in die fortwährend weiter die Energie der Erde einströmt, Ihren ganzen Körper vom Kopf bis zum Becken.
› Gehen Sie mit Ihrer Wahrnehmung in den Raum oberhalb Ihrer Augenbrauen, den Stirnraum. Erspüren Sie, als wie hoch, breit und tief Sie diesen Raum erfahren.
› Beobachten Sie dann, was Sie in Ihrem Stirnraum wahrnehmen. Er ist die Projektionsfläche, auf der wir unsere Gedanken, Empfindungen, Gefühle, unsere inneren Bilder, Erinnerungen, Tagträume »sehen« und damit erfahren können. Beobachten Sie diesen »Film« der vorbeiziehenden Gedanken, der aufkommenden und wieder vergehenden Empfindungen und Bilder …
› Entspannen Sie Ihren Stirnraum mehr und mehr, indem Sie alles, was sich in ihm bewegt, einfach vorbeigleiten lassen.
› Geben Sie nach und nach auch das Beobachten dessen auf, was sich in Ihrem Geist bewegt, bis Sie sich nur bewusst sind, dass da Bewegung ist – einfach nur geistige Bewegung.

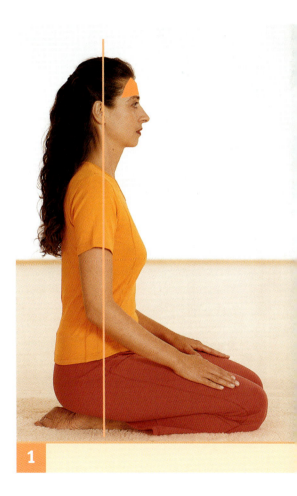

1

111

ENERGIE SAMMELN – SICH MIT DEN QUELLEN VERBINDEN

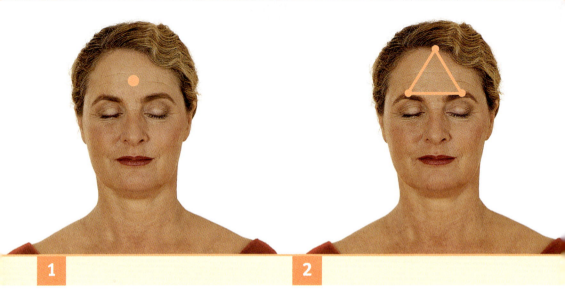

Sich in der Mitte der Stirn sammeln

› Kommen Sie in einen aufrechten Sitz Ihrer Wahl. Verwurzeln Sie sich, verbinden Sie sich mit Ihrer vertikalen Achse, und entspannen Sie Ihren Stirnraum (siehe vorherige Übung).

› Sammeln Sie dann allmählich Ihre Aufmerksamkeit in der Mitte der Stirn. Versuchen Sie, entspannt zu bleiben, auch wenn Sie sich konzentrieren. **1**

› Halten Sie die Aufmerksamkeit und ziehen Sie den Bereich, in dem Sie sie gesammelt halten, immer mehr zusammen. Daraus soll ein Zustand entstehen, der im Yoga »Einpunktigkeit« *(ekagrata)* genannt wird. Es ist möglich, dass dieser Punkt mit Ihrem Atem pulsiert oder langsam nach innen in den Schädel zu sinken scheint.

Bleiben Sie gegenüber all diesen Empfindungen im Zustand des Beobachters.

› Um die Übung zu verlassen, dehnen Sie Ihre Wahrnehmung ganz allmählich und sanft in die Weite des Stirnraums aus und entspannen den Geist.

Das Stirndreieck

› Kommen Sie in einen aufrechten Sitz Ihrer Wahl. Verwurzeln Sie sich, verbinden Sie sich mit Ihrer vertikalen Achse, und entspannen Sie Ihren Stirnraum (siehe Übung Seite 111).

› Legen Sie kurz die Zeigefinger auf die Mitte Ihrer rechten und linken Augenbraue.

› Dann lassen Sie die Hände wieder sinken und erspüren die beiden Punkte. Ziehen Sie im Geiste eine Linie zwischen ihnen und bewegen Sie sich einige Male auf die-

Energieübungen   PRAXIS

ser Linie hin und her. Sie ist die Basis des Stirndreiecks.
› Legen Sie dann eine Fingerspitze an die Mitte des Haaransatzes.
› Lassen Sie die Hand wieder sinken, und erspüren Sie diesen Punkt. Er ist die Spitze des Stirndreiecks.
› Fahren Sie nun im Geiste auf den Linien des Stirndreiecks entlang. Wechseln Sie dabei von Zeit zu Zeit die Richtung. **2**
› Bleiben Sie schließlich in der Wahrnehmung aller drei Linien, und entspannen Sie dann Ihren Geist in die Fläche des Dreiecks.
› Um die Übung zu verlassen, gehen Sie mit der Aufmerksamkeit in den Bauchraum. Atmen Sie einige Male tief durch, und öffenen Sie wieder die Augen.

Der Ursprungspunkt

Der Ursprungspunkt ist der Ruheraum des Geistes. Er liegt in der Mitte des Schädels **3** und zwar dort, wo Sie diese Mitte wahrnehmen. Er ist keinem Organ zugeordnet, sondern ein mentaler Ort. Im Ursprungspunkt kann der Geist zu sich kommen, kann sich einfalten und sich erholen.
Während Sie sich mit der Wahrnehmung nach innen zurückziehen, werden Sie gleichzeitig alle Ihre Sinne einziehen – so wie eine Schildkröte ihre Glieder.
Damit Ihr Geist gerne in seinem Ruheraum Einkehr hält, statten Sie ihn mit

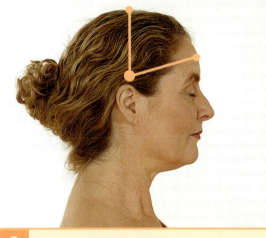

3

dem aus, was Ihrem Geist hilft, in die Entspannung zu kommen.
Vielleicht schätzt Ihr Geist ein Sofa, um sich zurückzulehnen, oder einen Schaukelstuhl, eine Hollywoodschaukel oder eine Hängematte. Schaukelnd erholt er sich bei vielen Menschen besonders gut! Probieren Sie es doch mal aus! Lassen Sie ansonsten Ihrer Fantasie freien Lauf. Vielleicht ist Ihr Ursprungspunkt aber auch ganz ungestaltet und dunkel ...
Wann immer im Alltag Sie merken, dass Sie Ihre Energie zerstreuen, dass Sie sich nervös oder fahrig fühlen oder dass Sie erschöpft sind, ziehen Sie sich wenigstens kurz in Ihren Ursprungspunkt zurück. Wenn Sie das regelmäßig üben, wird es eines Tages ganz automatisch geschehen. Bereits nach kurzer Zeit wird Ihr Geist erfrischt, zentriert und wieder aufnahme-

bereit sein. Das Verweilen im Ursprungspunkt ist auch sehr hilfreich, wenn man
nicht schlafen kann.

❯ Kommen Sie in einen bequemen Sitz oder
legen Sie sich hin. Entspannen Sie Ihren
Stirnraum in seiner ganzen Breite, Höhe
und Tiefe.
❯ Gehen Sie mit der Aufmerksamkeit zur
Mitte der Stirn.
❯ Von dort aus ziehen Sie sich nach innen
und etwas nach unten in die Mitte Ihres
Schädels zurück. Wenn Sie den Bereich
oder Punkt gefunden haben, der Ihnen
»antwortet«, verweilen Sie dort. Entspannen Sie Ihren Geist in diesem Bereich,
indem Sie ihn sich zurücklehnen, sich ein-
rollen, einfalten oder sanft schaukeln
lassen.
❯ Bleiben Sie in der Wahrnehmung, ganz bei
sich zu sein, und lassen Sie Ihren Geist in
sich ruhen.
❯ Um die Übung zu verlassen, gehen Sie mit
der Aufmerksamkeit in den Bauchraum.
Atmen Sie einige Male tief durch, und öffnen Sie wieder die Augen.

Kleine Hilfe: Verlieren Sie sich nicht darin,
Ihrem Geist eine Gestalt zu geben und seinen Ruheraum auszuschmücken! Lassen Sie
einfach nur die Bilder kommen, die von alleine entstehen, und benutzen Sie sie, wenn
sie Ihnen hilfreich erscheinen.

Sich mit den Quellen des Lebens verbinden

❯ Kommen Sie in einen aufrechten und bequemen Sitz Ihrer Wahl. Verwurzeln Sie
sich, verbinden Sie sich mit Ihrer vertikalen Achse, und entspannen Sie Ihren
Stirnraum (siehe Übung Seite 111). **1**
❯ Gehen Sie mit der Aufmerksamkeit in den
Stirnraum und entspannen Sie ihn in seiner gesamten Ausdehnung.
❯ Ziehen Sie sich dann zurück in den Ursprungspunkt in der Mitte des Schädels
und entspannen Sie diesen Bereich.
❯ Gehen Sie nun mit Ihrer Wahrnehmung
senkrecht über den Scheitelpunkt hinaus
in den Raum oberhalb Ihres Kopfes und
entspannen Sie sich weit in diesen Raum
hinein.
❯ Visualisieren Sie dort ein Licht, das Sie als
angenehm und wohltuend empfinden.
Geben Sie ihm die Färbung, Intensität und
Strahlkraft, die für Sie stimmt. Wenn Sie
kein Licht sehen, dann denken Sie an ein
solches Licht. Verbinden Sie sich mehr
und mehr mit dem Licht und stellen Sie
sich vor, dass Sie Ihren Atem mit ihm
»beladen« können.
❯ Atmen Sie dann im Raum oberhalb des
Kopfes diesen lichtvollen Atem ein und
führen Sie ihn hinunter ins Becken. Atmen
Sie dort das Licht aus.
❯ Atmen Sie wieder Licht ein und führen Sie
es bis hinter den Nabel. Atmen Sie dort
das Licht aus.

Energieübungen **PRAXIS**

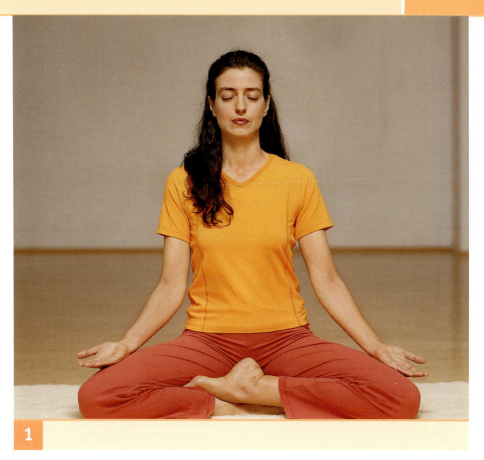

1

- Atmen Sie wieder Licht ein und führen Sie es in den Herzraum. Atmen Sie dort das Licht aus.
- Atmen Sie wieder Licht ein und führen Sie es in den Stirnraum. Atmen Sie dort das Licht aus.
- Erspüren Sie nun Ihren ganzen Körper, aufgeladen mit dem wohltuenden Licht, das Sie symbolisch mit den Quellen des Lebens verbindet. Bleiben Sie gleichzeitig der Quelle des Lichts im Raum oberhalb Ihres Kopfes verbunden.
- Verweilen Sie in dieser Erfahrung, solange es Ihnen angenehm ist.
- Um die Übung zu verlassen, gehen Sie mit der Wahrnehmung in den Bauchraum. Vertiefen Sie Ihren Atem, und öffnen Sie langsam die Augen.
- Versuchen Sie, möglichst viel von diesem inneren Licht mit in Ihren Tag (oder Ihre Nacht) zu nehmen, und bleiben Sie sich dessen bewusst, dass Ihnen dieses Licht als Quelle der Kraft und Inspiration immer zur Verfügung steht!

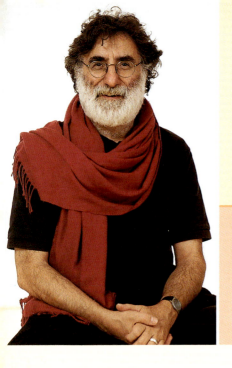

DEN KÖRPER MITNEHMEN AUF DER REISE ZUM ICH

INTERVIEW MIT HANS-PETER HEMPEL

Hans-Peter Hempel lernte Krankenpflege, Massage, studierte u.a. Politikwissenschaft. Er war lange aktiv in der Gewerkschaft, als Persönlicher Referent des Reg. Bürgermeisters Berlin und in der Leitung der TU Berlin. Heute ist er Dozent für Politikwissenschaft, speziell Außenpolitik, und Yogalehrer.

> **Wie lange machst du bereits Yoga?**

Rund 20 Jahre. Ich habe immer einen Weg gesucht, etwas in Eigenverantwortung zu praktizieren. Davor habe ich Massage gemacht. Dann habe ich selbst Yoga gelernt, und heute unterrichte ich beides auch selbst.

Was interessiert dich jetzt am Yoga?

Mein Interesse ist stets das Gleiche geblieben, nämlich eine Antwort auf diese merkwürdige Frage zu finden: Wer bin ich? Und dabei den Körper nicht zu übergehen, sondern ihn vielmehr mit auf die Reise zu nehmen.

Und hat sich deine Yogapraxis über die Jahre verändert?

Sie hat sich enorm verändert! Zum einen habe ich durch mein eigenes Üben sehr viele neue Erfahrungen gewonnen. Zum anderen habe ich aber auch durch meine Schüler sehr viel dazu gelernt. Der Yoga ist jetzt nicht mehr nur »mein Eigentum« oder das Eigentum meiner Lehrer, sondern er ist jetzt unser aller Eigentum.

Wie hat sich der Yoga auf dein Leben ausgewirkt? Hat es im Laufe der Jahre eine andere Gewichtung bekommen?

Ja! Es ist nicht mehr alles gleich gültig, sondern ich setze Prioritäten und lebe auch nach diesen Prioritäten. Ich weiß heute besser, was wichtig ist und was unwichtig ist!

Und wie hat dir der Yoga dabei geholfen?

Durch die ständige Besinnung auf mich selbst habe ich selbstverständlich auch eine neue Sicht auf die Welt gewonnen und bin heute ganz anders in der Lage, mein Leben zu leben und vielleicht dem einen oder anderen einen Wink zu geben, wie er sein Leben etwas verändern könnte.

Was ist dir wichtiger geworden und was ist nicht mehr so wichtig?

Der Unterricht an der TU ist natürlich wichtig. Aber das Wichtigste ist tatsächlich der Yoga. Immer unwichtiger wird es zum Beispiel, ins Kino zu gehen, Fernsehen zu gucken, überall gewesen sein zu müssen. Früher musste ich immer wissen, was hier in Berlin los ist. Das ist vollkommen sekundär geworden.

Wenn du dir vorstellst, dass du so richtig alt wirst, sagen wir mal 90+, welche Bedeutung hätte dann der Yoga für dein Älterwerden?

Ich glaube, je älter man wird, desto mehr fällt von einem ab, umso mehr bereitet man sich doch auf die Tatsache vor, dass man eines Tages weg ist. Man war hier zu Gast für eine gewisse Zeit, und nun verlässt man diesen Planeten wahrscheinlich mit größerer Leichtigkeit als ohne Yoga. Ich glaube, dass es so ist, weil man völlig andere Vorstellungen von Leben und Tod gewonnen hat. Yoga gibt jedem die Möglichkeit, Grenzerfahrungen zu machen. Davon sprechen jedenfalls alle, die sich intensiver auf den Yogaweg eingelassen haben. Der Yoga erleichtert das Loslassen und lässt jeden Menschen zu einem »Grenzgänger« werden.

Welche Hinweise wären dir heute wichtig für einen Menschen, der gerade mit dem Yoga beginnt?

Er soll kleine Schritte gehen, die aber regelmäßig und in großer Intensität vollziehen. Es kommt nicht darauf an, möglichst viele Asanas in einer Stunde zu »absolvieren«. Sehr viel besser ist es, nur wenige Haltungen zu üben, die aber mit voller Intensität und Konzentration.

Hast du ein Yogamotto?

Mein liebster Satz ist: »Vorteil ist Nachteil – Nachteil ist Vorteil.« Wenn wir den Weg der Mitte suchen und ihn hin und wieder auch finden, dann ist und bleibt das sehr beglückend!

Übungsprogramme

Die folgenden fünf Programme sind als Anregungen und Vorschläge für Ihre Übungspraxis gedacht. Sie dauern jeweils etwa 20 Minuten und passen damit auch noch in einen prallen Tag hinein. Versuchen Sie übend die Logik der Abfolge der Yoga-Asanas zu erspüren. Dann werden Sie sich auch bald selbst kleine Übungsprogramme mit Ihren Lieblingsübungen zusammenstellen können.

Erholung & Entspannung

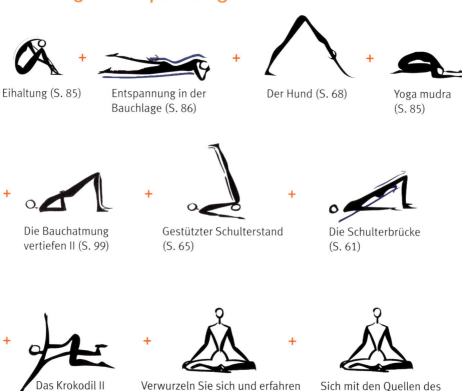

Eihaltung (S. 85) + Entspannung in der Bauchlage (S. 86) + Der Hund (S. 68) + Yoga mudra (S. 85)

+ Die Bauchatmung vertiefen II (S. 99) + Gestützter Schulterstand (S. 65) + Die Schulterbrücke (S. 61)

+ Das Krokodil II (S. 75) + Verwurzeln Sie sich und erfahren Sie Ihren Stirnraum (S. 111) + Sich mit den Quellen des Lebens verbinden (S. 114)

Übungsprogramme   PRAXIS

Kundalini-Power-Programm

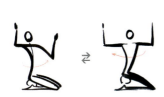 + 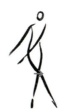 +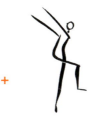

Um die innere Achse schwingen (S. 49)   Schwingen Sie sich ein (S. 50)   Schwingen Sie sich ein – die kraftvolle Variante (S. 51)

+ 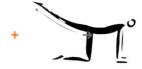 +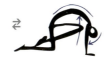

Schaffen Sie den Hüftgelenken Spielraum (S. 54)   Regen Sie Ihr Verdauungsfeuer an (S. 54)

Die Verdauung anregen

 + +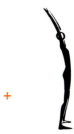

Um die innere Achse schwingen (S. 49)   Schwingen Sie sich ein – die kraftvolle Variante (S. 51)   Übergang: Stand mit erhobenen Armen

→ + + 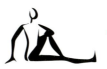 +

In der Vorbeuge ausruhen   Feuerspülung oder Baucheinziehen (S. 94)   Der Drehsitz (S. 76)   Bauchatmung (Teil der Vollkommenen Atmung, S. 100)

119

ÜBUNGSPROGRAMME

Für starke Knochen

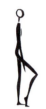 + 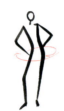 + 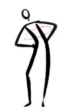 +

Zehengelenke mobilisieren (S. 47)   Das Becken mobilisieren (S. 46)   Lassen Sie den Oberkörper kreisen (S. 52)   Vorbeuge – Übergang in den Vierfüßlerstand

 + + ⇄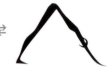

Die Hände kräftigen (S. 45)   Kleine Krafthaltung aus dem Vierfüßlerstand (S. 79)   Vierfüßlerstand (S. 79)   Der Hund (S. 68)

+ 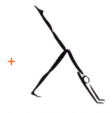 ⇄ 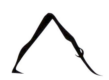 +

Der Hund hebt ein Bein (S. 69)   Der Hund (S. 68)   Nachspüren in einer Sitzhaltung Ihrer Wahl

Übungsprogramme   PRAXIS

Beweglich bleiben

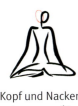 + 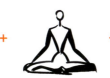 + 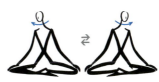 +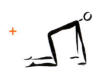

Kopf und Nacken entspannen (S. 41)   Über den Mundraum den Nacken entspannen (S. 42)   Augen und Nacken entspannen (S. 42)   Die Innenseiten der Unterarme dehnen (S. 43)

+ + + +

Spannung in den Handgelenken lösen (S. 44)   Die Hände beleben (S. 44)   Die Hände kräftigen (S. 45)

+ 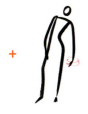 + 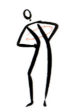 + 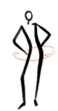 +

Spannung in den Schultergelenken lösen (S. 43)   Lassen Sie den Oberkörper kreisen (S. 52)   Das Becken mobilisieren (S. 46)   Die Gelenke des Beckens beweglich halten (S. 46)

+ 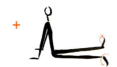 + + 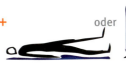 oder oder

Fußgelenke und Beine mobilisieren (S. 47)   Den ganzen Körper über die Fußsohlen anregen (S. 47)   Nachspüren im Liegen, Sitzen oder aufrechten Stand

121

Zum Nachschlagen

Sachregister

A
Agni 54, 92 f.
Alltag, Yoga im 57
Alter 12, 17, 59
– entgegenwirken 58 ff.
Anleitungen 39 ff.
Anstrengung 78
Anti-Aging,
 ganzheitliches 7 ff.
Asana 25, 29
Atem 26, 30, 83
Atemübungen 25, 96 ff.
Aufstehen 33 f.
Augenblick 15
Augenübungen 88 ff.
Ausbildung 28
Ausdauertraining 17
Ausstrahlung 13, 110
Ayurveda 5, 92

B
Beckenboden 31 ff.
– kontrahieren 29
Bedürfnisse, eigene 16 ff.
Beobachterin, innere 19 f.
Beweglichkeitsübungen 40 ff.
Bewegung 9 ff., 17
Burn-out-Syndrom 110

D
Decke 22 f.
Dharana 25, 110
Dhyana 25, 110
Drehhaltungen 72 ff.
Durchblutung 41

E
Echlin, Doris 35 ff.
Energieübungen 109 ff.
Entspannungshaltungen 83 ff.

Ernährung 17
Essen vor dem Üben 23

F
Feueratem 48
Füße parallel 29

G
Gehirn 9, 12
Geist 5, 14, 17, 48, 78, 83, 88,
 92, 97, 108, 113
Gelenke mobilisieren 40 ff.
Gesäßmuskeln nach hinten
 und außen ziehen 29
Gewissen, schlechtes 24
Glücksgedächtnis 13
Grundbegriffe des Übens 29 f.
Grundlagen des Übens 21 ff.
Gruppenerlebnis 28

H
Haltung verbessern 32
Haltungswechsel 33 f.
Hände parallel 30
Hatha-Yoga 5, 8, 25, 83, 92, 109
Hatha-Yoga-Pradipika 59
Hempel, Hans-Peter 116 f.
Herausforderungen 13
Hineinatmen 30
Hinlegen 33 f.
Hohlkreuz 31
Hormone 9
Hüftgelenkbreit 30

I
Interviews 35 ff., 56 f., 116 f.
Innere Mitte 14, 73

J
Jetzt 15
Jugendlichkeit 5, 13, 59

K
Kleidung, Übungs- 23
Knochen 10 f.
Kondition 48
Kontraktion 29
Konzentrationsübungen
 25, 110 ff.
Kopfstand 58, 67, 71
Körperübungen 25
Körperveränderung im
 Alter 17
Kraft erhalten 78 ff.
Kraftquelle 15
Krafttraining 10 ff., 17
Kraftübungen 25
Kreislauf 48
Kritikerin, innere 20
Kundalini-Yoga 48 ff.

L
Lebensenergie 41, 49
Lehrer/in 27 f.
Loslassen 110

M
Matte, Übungs- 22
Meditation 14, 25
Menopause 9
Methodik 25
Mitte, innere 14, 73
Mobilisation/mobilisieren 29
Mondenergie 73, 102
Musik 23
Muskeltraining 10 ff., 25

N
Nachspüren 26, 30
Nacken, langer 30
Nackenmuskeln
 entspannen 30
Neumann, Angelika 56 f.

O
OM 108

SERVICE

Sachregister & Übungen

P
Patañjali 19
Pausen 26
Perspektive, neue 59, 72
Polarität 73, 102
Power-Yoga 25
Prämenopause 9
Prana 40
Pranayama 25
Psychische Stärke 78

R
Reinigungsübungen 92 ff.
Ressourcen-orientiert 13
Rücken 31, 72

S
Schauen 88
Schmerzen beim Üben 26
Schmerzgedächtnis 12
Schultergelenkbreit 30
Sehen, inneres 88
Selbsterfahrung 15 ff., 36, 57
Selbstvertrauen 13
Sinnfindung 110
Sitzen 41
Sitzhilfe 22
Skoliose 72
Sonnenenergie 73, 102
Spüren 15
Stand, aufrechter 29
Steifheit 10
Summen 83
Supervision 28
Svadhyaya 16

T
Tapas 48
Tod 59, 117
Training, regelmäßiges 12

U
Üben, achtsames 15 ff.
Üben, Grundlagen 21 ff., 29 f.

Übergänge 33 f.
Übungsplatz 21 f.
Übungszeit 23
Umkehrhaltungen 13, 48 ff.
Unterricht 16, 27 f.

V
Verdauung 48, 72
Verdauungsfeuer 54, 92 f.
Vorbilder 10

W
Wechseljahre 9
Weg der Heldin 24
Wirbelsäule 31

Y
Yoga Sutra 19

Z
Zeit zum Üben 23 f.

Die Übungen

A
Achse: Um die innere Achse
    schwingen 49
Adho mukha svanasana 68
Adler 81
Agnisara Dhauti 94
Ardha matsyendrasana 76
Atmung, vollkommene 102
Atmung, Wechsel- 102 ff.
Aufladehaltung 86
Augen entspannen 89
Augen kreisen lassen 90
Augen und Nacken
    entspannen 42
Augen ausrichten:
– nach links und rechts 90
– nach oben und unten 90
– Nasenspitze fixieren 90
– zur Mitte der Stirn 90
– zur Mitte des Schädels 91
Augenreinigung 91

B
Bauch einziehen 94
Bauchatmung 98
– vertiefen 98, 99
Bauchlage, Entspannung
    in der 86
Becken kreisen lassen 52
Becken mobilisieren 46
Beckenbodenmuskulatur
    kontrahieren 32
Beckengelenke beweglich
    halten 46
Beine und Fußgelenke
    mobilisieren 47
Bhramarin 106
Bienensummen 106
Brustkorb mobilisieren 45

123

SERVICE ZUM NACHSCHLAGEN

D
Drehsitz 76
– auf dem Stuhl 77

E
Eihaltung 85
Einschwingen 50
– kraftvolle Variante 51
Eka pada adho mukha svanasana 69
Entspannung
– in der Bauchlage 86
– in der Rückenlage 86

F
Feuerspülung 94
Fußgelenke und Beine mobilisieren 47
Fußsohlen: Körper über die Fußsohlen anregen 47

G
Gelenke des Beckens beweglich halten 46

H
Hände beleben 44
Hände kräftigen 45
Handgelenke, Spannungen lösen 44
Hüftgelenken Spielraum verschaffen 54
Hund 68
– hebt ein Bein 69
– im Unterarmstand 70

I/J
Innenseiten der Unterarme dehnen 43
Jala Neti 93

K
Kapalabhati 105
Kleine Krafthaltung aus dem Vierfüßlerstand 79
Kopf und Nacken entspannen 41

Kopfstand 67
– an der Wand 71
– Vorbereitung 70
Körper über die Fußsohlen anregen 47
Krafthaltung aus dem Vierfüßlerstand 79
Kraftvolle Haltung 82
Krokodil 74, 75

L
Loslassen, was Sie beschwert 53

M
Mula bandha 32
Mundraum und Nacken entspannen 42

N
Nacken über den Mundraum entspannen 42
Nacken und Kopf entspannen 41
Nasenspülung 93

O
Oberkörper kreisen lassen 52
OM tönen 108

Q
Quellen des Lebens: Sich mit den Quellen verbinden 114

R
Rückenlage, Entspannung in der 86

S
Schädelleuchten 105
Schauen → Augen ausrichten
Schulterbrücke 61
– mit intensivierter Bauchatmung 84
– Variante für kraftvolle Beine 62
Schultergelenke, Spannungen lösen 43

Schulterstand 66
– an der Wand 64
– Gestützter 65
Schwingen Sie sich ein 50
– kraftvolle Variante 51
Schwingen um die innere Achse 49
Sirsasana 67
Stirndreieck 112
Stirnmitte: Sich in der Stirnmitte sammeln 112
Stirnraum erfahren 111

T
Tisch 80
Totenhaltung 86
Trataka 91

U
Uddiyana Bandha 94
Unterarm-Innenseiten dehnen 43
Urdhva konasana 63
Ursprungspunkt 113
Utkatasana 82

V
Venenentstauende Haltung 63
Verdauungsfeuer anregen 54
Verwurzeln Sie sich und erfahren Sie Ihren Stirnraum 111
Viparita karani mudra 66
Vollkommene Atmung 100

W
Wechselatmung 102
– im Liegen 104
– im Sitzen 103

Y
Yoga mudra 85

Z
Zehengelenke mobilisieren 47
Zwerchfellatmung 98

Bücher und Adressen — SERVICE

Bücher, die weiterhelfen

> Cuson, Beate: *Bodyforming mit Yoga.* GRÄFE UND UNZER VERLAG, München 2004

> Desikachar, T.K.V.: *Yoga – Tradition und Erfahrung.* Verlag Via Nova, Fulda 1997

> Francina, Suza: *Yoga kennt kein Alter.* Walter Verlag, Düsseldorf 1998

> Huber, Gudrun & Iding, Doris: *Mit Yoga zum Wohlfühlgewicht.* Rowohlt Tb. Verlag, Reinbek 2004

> Iding, Doris: *Die heilende Kraft des bewussten Atmens.* Droemer Knaur Verlag, München 2004

> Lackinger Karger, Dr. med. Ingeborg: *Wechseljahre.* GRÄFE UND UNZER VERLAG, München 2003

> Mannschatz, Marie: *Meditation (mit CD).* GRÄFE UND UNZER VERLAG, München 2005

> Northrup, Christiane: *Wechseljahre.* Zabert Sandmann Verlag, München 2001

> Northrup, Christiane: *Frauenkörper, Frauenweisheit.* Zabert Sandmann Verlag, München 2000

> Rosenberg, Kerstin: *Das große Ayurveda-Buch.* GRÄFE UND UNZER VERLAG, München 2004

> Sparrowe, Linda u. Walden, Patricia: *Yoga und Gesundheit für Frauen.* Goldmann Verlag, München 2004

> Sriram, Anjali und R.: *Yoga der Gefühle.* Theseus Verlag, Berlin 2004

> Trökes, Anna: *Das große Yogabuch.* GRÄFE UND UNZER VERLAG, München 2000

> Trökes, Anna: *Power durch Yoga (mit CD).* GRÄFE UND UNZER VERLAG, München 2000

> Trökes, Anna: *Yoga für Rücken, Schulter und Nacken.* GRÄFE UND UNZER VERLAG, München 2006

> Trökes, Anna: *Yoga – mehr Energie und Ruhe (mit Übungs-CD).* GRÄFE UND UNZER VERLAG, München 2002

> Trökes, Anna: *Die Yogabox.* GRÄFE UND UNZER VERLAG, München 2003

> Trökes, Anna: *Yoga zum Entspannen (mit Übungs-CD).* GRÄFE UND UNZER VERLAG, München 2006

> Trökes, Anna: *Yoga – Kraft für die Seele (mit Übungs-CD).* GRÄFE UND UNZER VERLAG, München 2005

> Trökes, Anna: *Yoga – Ankommen in Körper, Geist und Atem (Kursbuch).* Klett Verlag, Stuttgart 2003

> Trökes, Anna: *Yogameditation. Ein Handbuch.* Theseus Verlag, Berlin 2004

> Trökes, Anna: *Yogameditation. Angeleitete Meditationen (mit CD).* Theseus Verlag, Berlin 2004

Adressen, die weiterhelfen

> *Anna Trökes*
E-Mail: troekesyoga@snafu.de
Internet: www.troekesyoga.de

> Hier erfahren Sie, wo Sie in Ihrer Nähe qualifizierte Yogalehrer/innen finden:
BDY – Berufsverband der Yogalehrenden in Deutschland e.V.
Jüdenstraße 37
37073 Göttingen
E-Mail: info@yoga.de
oder info@bdy.de.
Internet: www.yoga.de
oder www.bdy.de

> Matten, Sitzbänkchen und Blöcke können Sie bei folgender Adresse bestellen:
Bausinger GmbH
Hauptstraße 12
72479 Straßberg-Kaiseringen
E-Mail: info@bausinger.de
Internet: www.bausinger.de

SERVICE ZUM NACHSCHLAGEN

Impressum

© 2005 GRÄFE UND UNZER VERLAG GmbH, München

Alle Rechte vorbehalten. Nachdruck, auch auszugsweise, sowie Verbreitung durch Bild, Funk, Fernsehen und Internet, durch fotomechanische Wiedergabe, Tonträger und Datenverarbeitungssysteme jeder Art nur mit schriftlicher Genehmigung des Verlages.

Programmleitung: Ulrich Ehrlenspiel

Redaktion: Ilona Daiker

Lektorat & Satz: Felicitas Holdau

Fotoproduktion: Martin Wagenhan

Illustrationen: Nike Schenkl

Weitere Fotos: Corbis Seite 18; Andreas Hosch Seite 4

Layout: independent mediendesign (Claudia Fillmann, Sabine Krohberger)

Herstellung: Petra Roth

Lithos: Repro Ludwig, Zell am See

Druck: Appl, Wemding

Bindung: Sellier, Freiburg

ISBN(10)   3-7742-6273-X
ISBN(13)   978-3-7742-6273-7

Auflage   5.   4.   3.   2.
Jahr   2009   08   07   06

Dank

Ich danke meinen beiden Fotomodellen *Claudia Weishaupt* und *Beate Cuson* für ihre gute Mitarbeit und ihr Einfühlungsvermögen.

Mein besonderer Dank gilt meinem Mann Rüdiger Grünwald, ohne den ich dieses Buch nie hätte fertig stellen können.

Wichtiger Hinweis

Alle Übungen und Ratschläge in diesem Buch wurden von der Autorin sorgfältig recherchiert und in der Praxis erprobt. Sie sind für Menschen mit normaler Konstitution geeignet. Dennoch sind Sie selbst aufgefordert, in eigener Verantwortung zu entscheiden, ob und inwieweit Sie die Übungen umsetzen können und möchten. Lassen Sie sich in allen Zweifelsfällen zuvor durch einen Arzt oder Therapeuten beraten. Weder Autorin noch Verlag können für eventuelle Nachteile oder Schäden, die aus den im Buch gegebenen praktischen Hinweisen resultieren, eine Haftung übernehmen.

Das Original mit Garantie

Ihre Meinung ist uns wichtig. Deshalb möchten wir Ihre Kritik, gerne aber auch Ihr Lob erfahren, um als führender Ratgeberverlag für Sie noch besser zu werden. Darum: Schreiben Sie uns! Wir freuen uns auf Ihre Post und wünschen Ihnen viel Spaß mit Ihrem GU-Ratgeber.

Unsere Garantie: Sollte ein GU-Ratgeber einmal einen Fehler enthalten, schicken Sie uns bitte das Buch mit einem kleinen Hinweis und der Quittung innerhalb von sechs Monaten nach dem Kauf zurück. Wir tauschen Ihnen den GU-Ratgeber gegen einen anderen zum gleichen oder ähnlichen Thema um.

GRÄFE UND UNZER VERLAG
Redaktion Körper & Seele
Postfach 86 03 25
81630 München
Fax: 089/4 19 81-113
E-Mail: leserservice@
graefe-und-unzer.de

Umwelthinweis

Dieses Buch wurde auf chlorfrei gebleichtem Papier gedruckt. Um Rohstoffe zu sparen, haben wir auf Folienverpackung verzichtet.

YOGA FÜR JEDEN
Entspannen und neue Energien auftanken

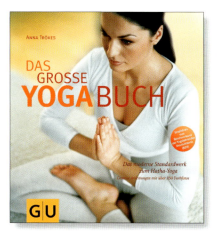 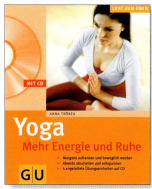 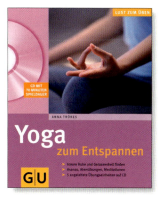

ISBN (10) 3-7742-1795-5	ISBN (10) 3-7742-4787-0	ISBN (10) 3-7742-7204-2
ISBN (13) 978-3-7742-1795-9	ISBN (13) 978-3-7742-4787-1	ISBN (13) 978-3-7742-7204-0
*192 Seiten	€ 25,90 [D]*	*80 Seiten + CD	€ 16,90 [D]*	*80 Seiten + CD	€ 16,90 [D]*

Kompetent, praxisnah und motivierend: Die renommierte Yogalehrerin Anna Trökes vermittelt Anfängern den richtigen Einstieg in den Yoga und bereichert die Übungspraxis von Fortgeschrittenen. Ein Muss für alle, die mit Yoga etwas für ihr Wohlbefinden tun wollen!

WEITERE TITEL ZU YOGA UND ANDEREN FERNÖSTLICHEN LEBENSKÜNSTEN BEI GU:

- ➤ Anna Trökes: Yoga für Rücken, Schulter und Nacken
- ➤ Harry Waesse: Yoga für Anfänger
- ➤ Kerstin Rosenberg: Das große Ayurveda-Buch

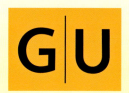

Willkommen im Leben.

Das Wichtigste auf einen Blick

FÜR JEDES ALTER GIBT ES EINE SPEZIELLE YOGAPRAXIS

Der Hatha-Yoga ist ursprünglich eng mit der altindischen Heilkunst Ayurveda verbunden. Beide Systeme haben vielfältige Methoden entwickelt, die das Lebensalter des Menschen und seine speziellen Bedürfnisse in jeder Lebensspanne berücksichtigen. Dadurch erhält der Körper die Möglichkeit, das Potenzial zu entfalten, dass ihn jeweils in der Jugend, in der Reife und im Älterwerden besonders auszeichnet.

YOGA ZU ÜBEN HEISST NICHT …

… sich zu verrenken oder einen intensiven Workout zu absolvieren. Es heißt vielmehr, zu sich zu kommen und die eigene innere Kraft zu entdecken und zu entfalten.

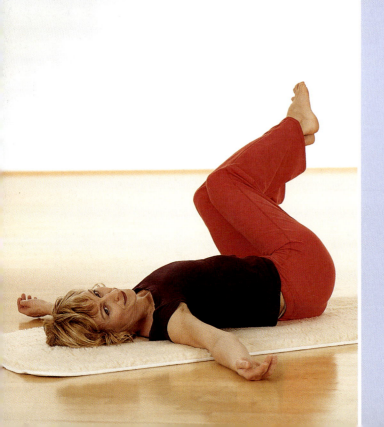

YOGA VERBINDET KÖRPER, ATEM UND GEIST

Yoga verbindet Körper, Atem und Geist zu einer harmonischen Einheit. Er lehrt uns, unseren Körper kennen zu lernen und angemessen zu behandeln, er lehrt uns den tiefen und ruhigen Atem und schenkt uns Mittel, gelassener zu werden und mehr in uns zu ruhen.